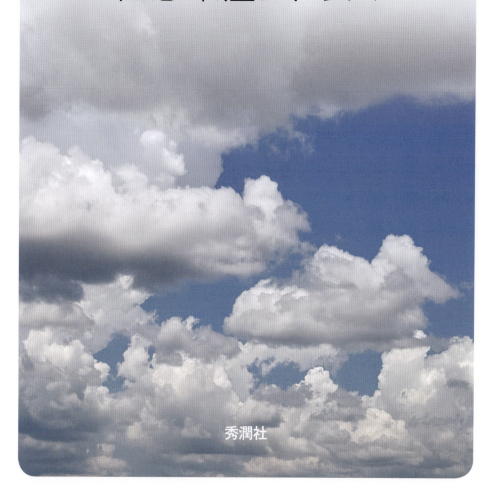

改訂第2版
STI
sexually transmitted infections
性感染症アトラス

秀潤社

はじめに

　近年，コンピュータウイルスの話題をよく耳にする．プログラムだけでできた「生物」であるコンピュータウイルスはUSBメモリに潜み，そこでは何もしないが，ホストであるPCに挿し込まれるとホストであるPCの中で活動を開始する．PCもヒトと同じで，だれかと接続しないと価値を生み出さない．

　性感染症（sexually transmitted infection: STI）は，このような「誰かと接続する」というヒトの根本的な性質に根ざした感染症である．性交渉，あるいはその類似行為が無いと感染しないということは，裏を返せば感染した経路はほぼ100％わかるということだ．また，標準予防策を取れば，感染の確率は大幅に下げることもできる．それでも，どの疾患もいまだに撲滅することができないばかりか，増加しているものすらあるのは，人間の本質的な性質に根ざした疾患であるからであろう．多くの性感染症は，他の臓器に感染したりすることはなく，それに特化した病原体として存在するものが多い．また，病変の初発は外陰部局所に多く，目で見て取れるものが多いのも特徴である．視診が有効な感染症の学習には写真付きのアトラスは大変有用であると思われる．

　本書の初版は性感染症の症状に特化したアトラスとして2008年に安元慎一郎先生の監修の元に編纂された．類書がないこともあり，皮膚科領域のみならず，泌尿器科，産婦人科領域で堅調な売れ行きを示していたそうである．

　コンピュータウイルスと同様，性感染症の移り変わりは早い．これはヒトとの相互作用，例えば抗菌薬の使用などによるもの，及びヒトの性習慣の変化，などがその原因であろう．今回，この性感染症アトラスの最新版への改訂の編集依頼を受けて，新たに最新版の情報に更新すべく，多くの専門の先生に執筆を頂いた．この場を借りて御礼を申し上げるとともに，本書が性感染症の臨床の現場で役に立つことを祈念して巻頭言としたい．

2016年8月
福岡大学医学部皮膚科 教授
今福　信一

はじめに（初版）

　性感染症（Sexually transmitted diseases：STD，あるいは Sexually transmitted infections：STI）は，人間が社会生活を送るうえでほとんど例外なく，たとえ自分自身が罹患していなくても，何らかの影響を受ける疾患である．そのため，皮膚科，泌尿器科，産婦人科領域などでは，古くから重要な分野の一つとして診療，研究が行われている．本書は皮膚科医を第一のターゲットとし，さらには広く STD を診療されるすべての診療科の医師および医療関係者を対象として，STD を眼で見て理解する，写真や図表を多用したアトラス形式の単行本として企画された．

　近年，皮膚病変を呈する代表的な STD である梅毒の発生数の減少傾向が続いている．一般外来診療の現場において梅毒症例を診察する機会が減っているため，逆に梅毒は常に頭の隅に置いておかないと見逃してしまうことがある．一方，わが国での患者数の増加が伝えられている HIV 感染症では種々の皮膚病変を示すことがあり，皮疹の観察から診断が可能となる場合もある．しかし，今のところ，まだ日常診療で頻繁に出会うありふれた疾患というわけではない．また，近年の STD においてもっとも問題となっているのは，クラミジア感染症や淋菌感染症の蔓延などであり，STD の診療においては，いろいろな専門領域にまたがる広範囲な知識が必要となる．

　本書は各専門の領域で活躍されている診療経験の豊富な分担執筆者のご努力により，STD を見逃さないための，また，STD の治療や予防のための，さらにはとくに若い世代への教育，啓発活動のための情報を，理解しやすい内容でご覧いただけるものになっている．診療や教育の現場などで STD に関心をお持ちになったら，本書を開いていただけると幸いである．

　最後に秀潤社の川口晃太朗氏のご協力により本書の刊行が可能となったことを記し，編者として深甚なる謝意を表する．

2008 年 2 月
久留米大学医学部皮膚科准教授
安元 慎一郎

執筆者一覧（五十音順）

荒川 創一	三田市民病院 院長
伊藤 周作	日立総合病院 皮膚科
今福 信一	福岡大学医学部 皮膚科
植木 敏晴	福岡大学筑紫病院 消化器内科
江藤 隆史	東京逓信病院 皮膚科
大山 文悟	久留米大学医学部 皮膚科
小野 文武	佐曽利ひふ科医院・岐阜大学大学院医学系研究科 皮膚病態学 非常勤講師
尾上 泰彦	宮本町中央診療所
辛島 正志	久留米大学医学部 皮膚科
川瀬 正昭	東京逓信病院 皮膚科
菅野 隆行	国立感染症研究所 感染病理部
木村 聡子	登戸きむら皮フ科クリニック
桐生 美麿	福岡皮膚病理診断研究所
熊谷 直樹	くまがい眼科
小島 弘敬	元 日赤医療センター 泌尿器科部長・元 東京都南新宿HIV検査・相談室室長
斎藤 万寿吉	東京医科大学 皮膚科
作間 俊治	広島赤十字・原爆病院 泌尿器科
笹川 寿之	金沢医科大学 産科婦人科
佐多 徹太郎	国立感染症研究所 名誉所員
執行 あかり	北九州市立医療センター 皮膚科
菅生 元康	介護老人保健施設 インターコート藤
田口 千香子	久留米大学医学部 眼科
田中 正利	福岡大学医学部 泌尿器科
出口 隆	岐阜大学大学院医学系研究科 泌尿器科学分野
永岡 譲	松戸市立病院 皮膚科
名嘉眞 武国	久留米大学医学部 皮膚科
夏秋 優	兵庫医科大学 皮膚科
野口 靖之	愛知医科大学 産婦人科
本田 まりこ	まりこの皮フ科
前川 武雄	自治医科大学 皮膚科
松田 光弘	久留米大学医学部 皮膚科・公立八女総合病院 皮膚科
水岡 慶二	BML総合研究所
三石 剛	東京女子医科大学 八千代医療センター 皮膚科
安元 慎一郎	安元ひふ科クリニック
分田 裕順	千代田病院 泌尿器科
渡辺 大輔	愛知医科大学 皮膚科
渡邊 孝宏	元・東京大学医学部 皮膚科

CONTENTS

はじめに ……………………………………………………………………………… 今福 信一　2

はじめに（初版）…………………………………………………………………… 安元 慎一郎　3

■ 第1部　総論

総論1
STIとは？

1　STIの歴史と移り変わり ……………………………………………… 12
　今福 信一
2　STIの種類 ……………………………………………………………… 16
　安元 慎一郎
3　性感染症（STI）の現状（疫学）……………………………………… 19
　荒川 創一

総論2
STIの診療

1　STIを疑った際にどうするか ………………………………………… 31
　本田 まりこ
2　診断の流れ ……………………………………………………………… 33
　本田 まりこ
3　診療時の注意点・患者との向き合い方等 …………………………… 35
　本田 まりこ

■ 第2部　各論（アトラス）

各論1
梅毒

1　梅毒の診断と治療 ……………………………………………………… 38
　松田 光弘，小野 文武
2　初期硬結 ………………………………………………………………… 43
　川瀬 正昭，江藤 隆史
3　硬性下疳 ………………………………………………………………… 44
　川瀬 正昭，江藤 隆史
4　無痛性横痃 ……………………………………………………………… 45
　伊藤 周作
5　梅毒性ばら疹（斑状梅毒疹）………………………………………… 46
　三石 剛
6　丘疹性梅毒① …………………………………………………………… 48
　小野 文武

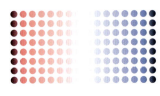

CONTENTS

各論1 梅毒

	丘疹性梅毒② 膿疱性梅毒・梅毒性爪囲炎併発 小野 文武	49
7	梅毒性乾癬 小野 文武	50
8	膿疱性梅毒 松田 光弘, 小野 文武	51
9	扁平コンジローマ 前川 武雄	52
10	梅毒性粘膜疹 小野 文武	53
11	梅毒性脱毛 辛島 正志	54
12	梅毒性アンギーナ 水岡 慶二	57
13	多形紅斑 小野 文武	58
14	結節性梅毒① 梅毒2期疹における結節性病変 小野 文武・名嘉眞 武国	59
	結節性梅毒② 肉芽腫性炎症を伴う梅毒2期疹 執行 あかり・今福 信一・桐生 美麿	60
15	梅毒性ぶどう膜炎 田口 千香子	61
16	先天梅毒① ハッチンソン歯 水岡 慶二	62
	先天梅毒② 経胎盤感染 小島 弘敬	63
17	口唇梅毒 小島 弘敬	65

各論2 淋菌感染症

1	淋菌感染症の診断と治療 作間 俊治, 田中 正利	66
2	淋菌性尿道炎 作間 俊治・田中 正利	69
3	陰茎部膿瘍 分田 裕順	70
4	淋菌性精巣上体(副睾丸)炎 小島 弘敬	71

各論2 淋菌感染症

- 5 淋菌性子宮頸管炎 …………………………………… 73
  菅生 元康
- 6 淋菌性咽頭炎 ………………………………………… 74
  小島 弘敬
- 7 淋菌性結膜炎① ……………………………………… 75
  熊谷 直樹
  淋菌性結膜炎② ……………………………………… 76
  小島 弘敬

各論3 クラミジア感染症

- 1 クラミジア感染症の診断と治療 …………………… 78
  荒川 創一
- 2 男性クラミジア性尿道炎 …………………………… 81
  荒川 創一, 尾上 泰彦
- 3 女性性器クラミジア① 子宮頸管炎 ……………… 82
  菅生 元康
  女性性器クラミジア② 子宮内膜炎 ……………… 83
  菅生 元康
- 4 付属器炎と不妊 ……………………………………… 84
  野口 靖之
- 5 クラミジア新生児結膜炎 …………………………… 86
  小島 弘敬
- 6 クラミジア精巣上体（副睾丸）炎 ………………… 89
  小島 弘敬
- 7 クラミジア咽頭炎 …………………………………… 91
  小島 弘敬

各論4 ヘルペスウイルス感染症

- 1 性器ヘルペスの診断と治療 ………………………… 92
  渡辺 大輔
- 2 女性性器ヘルペス①初発例 ………………………… 100
  野口 靖之, 渡辺 大輔
  女性性器ヘルペス② HSV-1による初発例 ……… 101
  野口 靖之, 渡辺 大輔
  女性性器ヘルペス③初発例（乳房，体幹にも皮疹が認められた例）… 102
  渡辺 大輔

CONTENTS

各論 4　ヘルペスウイルス感染症

　女性性器ヘルペス④再発例 ······················· 103
　　野口 靖之，渡辺 大輔
　女性性器ヘルペス⑤再発例（足底の皮疹を伴った例）······ 104
　　渡辺 大輔
　女性性器ヘルペス⑥臀部ヘルペス ·················· 105
　　渡辺 大輔
3　男性性器ヘルペス① ························· 106
　　本田 まりこ
　男性性器ヘルペス② ························· 107
　　本田 まりこ

各論 5　尖圭コンジローマ

1　尖圭コンジローマの診断，治療と予防 ··············· 108
　　三石 剛
2　男性尖圭コンジローマ ······················· 116
　　三石 剛
3　女性尖圭コンジローマ ······················· 118
　　笹川 寿之
4　Bowen 様丘疹症 ·························· 120
　　三石 剛
5　HPV 感染と子宮頸癌 ······················· 121
　　笹川 寿之
6　HPV ワクチン ··························· 124
　　笹川 寿之

各論 6　後天性免疫不全症候群

1　後天性免疫不全症候群の診断と治療 ················ 126
　　斎藤 万寿吉
2　急性期の皮膚症状 ·························· 132
　　木村 聡子
3　HIV 感染者に合併する STI ···················· 133
　　小島 弘敬
4　日和見感染症（梅毒） ······················· 139
　　小島 弘敬
5　日和見感染症（HIV 単純疱疹［皮膚潰瘍］）············ 140
　　斎藤 万寿吉

各論6
後天性免疫不全症候群

6 日和見感染症（帯状疱疹） ……………………… 141
　木村 聡子

7 日和見感染症（伝染性軟属腫） ………………… 142
　永岡 譲・渡邊 孝宏

8 日和見感染症（尖圭コンジローマ） …………… 143
　木村 聡子

9 日和見感染症（赤痢アメーバ） ………………… 144
　斎藤 万寿吉

10 カポジ肉腫 ……………………………………… 145
　菅野 隆行・佐多 徹太郎

11 内臓病変 ………………………………………… 146
　菅野 隆行・佐多 徹太郎

各論7
その他

1 軟性下疳 ………………………………………… 148
　小島 弘敬

2 ケジラミ症 ……………………………………… 149
　夏秋 優

3 疥癬 ……………………………………………… 150
　大山 文悟

4 性器伝染性軟属腫 ……………………………… 151
　三石 剛

5 連鎖球菌感染症 ………………………………… 152
　作間 俊治

6 マイコプラズマ ………………………………… 153
　出口 隆

7 ウレアプラズマ ………………………………… 154
　出口 隆

8 膣トリコモナス ………………………………… 155
　菅生 元康

9 B型肝炎 ………………………………………… 156
　植木 敏晴

索引 ………………………………………………… 157

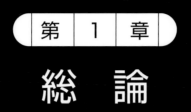

第1章 総論

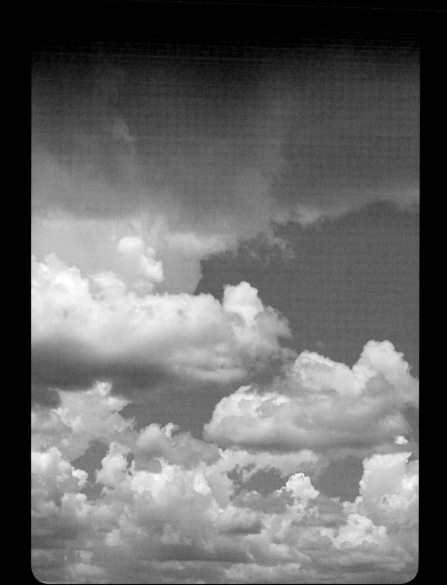

1 STIとは？
1. STIの歴史と移り変わり　今福 信一

I. STIとヒト

　性行為はあらゆる動物種に必要な種を保存するために必須の行為である．性行為による身体の接触を伝搬の機会とする感染症，すなわち性感染症（sexually transmitted infection, STI）はヒトのみならずあらゆる動物に存在する感染症である．性感染症はかつてはSexually transmitted disease, STDと呼ばれたが，病気の症状を出さない無症候性の感染もあるので，現在ではSTIと表現されるようになった．

　STIを生じる多くの病原体は，その宿主とともに進化してきている．例えば，ヒトの代表的な性病である単純ヘルペスウイルス（herpes simplex virus, HSV）が属するヘルペス属は，両生類以上の多数の脊椎動物に感染している．また，ヒトの梅毒と同等の疾患（*Treponema pallidum* 感染）は野生のサルにも広くみられ，ヒトと同様に性器に潰瘍を作ったり，あるいは無症候の場合もある．つまり，性感染症はヒトが他の哺乳類あるいは他の霊長類と共通の祖先であったころから共存し，ともに進化して来ているといえる．哺乳類では珍しくヒトでは一夫一婦制が多い理由は，農耕による大規模な集団で生活するようになったヒトにおいて性感染症の蔓延を防ぐ役割があるからだと解釈する研究者も存在する．

　このように，性感染症の微生物とヒトは淘汰と進化をくり返しながら現在に到っていると考えられる．従って，性感染症はヒトの歴史とともに始まっているといえるだろう．また，ヒトとサルのヘルペスウイルスはその構造は酷似しているが，サルのヘルペスウイルスがヒトに感染すると劇症の脳炎を発症し致死的となる．つまり，多くの病原体が本来の宿主に対しては共存的に働くのに対し，近縁種に対しては排他的に働き，これが種間の交配を排除して，純系種を保存しているともいえる．このような形でも性感染症は種，あるいは集団の形成に少なからず関与している．

II. STIの歴史

　ヒトのSTIの記載でもっとも古いと思われるものはヘルペスや淋菌感染症で，ヒポクラテスを始め，紀元前に著された書物にすでに見出すことができる．近代になって，微生物の概念が確立して，性交渉によって伝播するSTIの病原体が次々に発見されてきた．また，疫学的な研究から，感染源が性交渉であると同定された病原体も増えてきた．その中で，古くからSTIとして認識され，患者数も多く問題になってきたのは梅毒と淋菌感染症であろう．

① 梅毒の歴史

　梅毒は1400年代の終わりごろにコロンブスが西インド諸島とアフリカの探検からスペインに帰還した後にヨーロッパに広がったという説が一般的である．その後，次第に拡大してアジア地域へは1500年代初頭に中国へ，そして日本へと波及し，江戸時代から明治，大正，昭和初期に到るまで，相当数の患者が発生していたものと推測されている．1905年には梅毒の病原体として *Treponema pallidum* が発見されて，感染症としての研究が進められた．第二次世界大戦から戦後にかけてカルジオリピンを抗原とする血清反応，さらには菌体蛋白を抗原とした検査法が開発された．

　治療としては，古くは砒素製剤であるサルバルサンが用いられていたが，わが国では戦後に導入されたペニシリン製剤の治療薬としての応用は，その劇的な効果もあって治療面における革命的な出来事となった．幸い，ペニシリン耐性を持つ *Treponema pallidum* は出現していないので，現在でも治療の第1選択薬となっている．

② 淋菌感染症の歴史

　一方，淋病は紀元前から記載がある疾患で，その症状は当時から変わっていない．1879年に原因の淋菌 *Neisseria gonorrhoeae* が発見され，戦後，抗生物質治療が行われるようになったが多数の薬剤に耐性の菌が

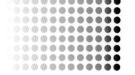

BC400年ごろ
　ヒポクラテスによる淋病の記録．
1493年
　コロンブスの探検隊員が西インド諸島から梅毒をヨーロッパに持ち帰る（説）．
1512年
　梅毒がインドや中国を経て日本に持ち込まれる（説）．
1872（明治5）年
　マリア・ルーズ号事件を受け，明治政府が対外的な人権問題の解消のため芸娼妓解放令を出す．
1879（明治12）年
　淋菌（*Neisseria gonorrhoeae*）の発見．
1889（明治22）年
　軟性下疳菌（*Haemophilus ducreyi*）の発見．
1897（明治30）年
　伝染病予防法制定．
1905（明治38）年
　梅毒トレポネーマ（*Treponema pallidum*）の発見．
1909（明治42）年
　性病予防を目的とした国産コンドームの発売．
1910（明治43）年
　秦佐八郎とエールリッヒにより，梅毒治療薬サルバルサンが開発される．
1927（昭和2）年
　花柳病予防法の制定．
1948（昭和23）年
　性病予防法の制定．
1958（昭和33）年
　売春防止法の施行．赤線の廃止．
1970年代後半
　アメリカで性器ヘルペス患者の増加が社会問題に．
1981（昭和56）年
　Gottliebが男性同性愛者にみられた6例の重症免疫不全例を報告．
1982（昭和57）年
　CDCがacquired immunodeficiency syndrome（AIDS）と命名．
1983（昭和58）年
　MontagnierらがAIDSウイルスを分離．Lymphadenopathy-associated virus：LAVと命名．
1984（昭和59）年
　GalloらがAIDSの原因ウイルスとしてHTLV-Ⅲ（human T cell lymphotropic virus-Ⅲ）を分離．
1987（昭和62）年
　アメリカで抗HIV-1薬としてアジドチミジン（AZT）が認可．
　神戸で日本初のAIDS患者発生．日本でAIDSパニックが起こる．
1988（昭和63）年
　日本性感染症学会設立．
　WHOにより毎年12月1日を世界エイズデーと制定．差別・偏見の解消，啓発活動を呼びかける．
1989（平成元）年
　後天性免疫不全症候群の予防に関する法律（AIDS予防法）施行．
　大阪と東京でHIV訴訟（薬害AIDS訴訟）．
1995（平成7）年
　世界のAIDS患者が100万人を突破（WHO）．
　アメリカでプロテアーゼ阻害剤サキナビルが認可．
1996（平成8）年
　国際エイズ学会にてHAART療法の提唱．
1999（平成11）年
　伝染病予防法，性病予防法，AIDS予防法の廃止．
　感染症の予防及び感染症の患者に対する医療に関する法律（感染症法・感染症新法）の制定．
2000（平成12）年
　児童買春，児童ポルノに関わる行為等の処罰及び児童の保護等に関する法律が制定．
2004（平成16）年
　マクロライド耐性の梅毒が世界各地で報告される．
2006（平成18）年
　性器ヘルペスに対する再発抑制療法が保険適用．
2007（平成19）年
　尖圭コンジローマ治療薬イミキモド発売．
2009（平成21）年
　子宮頸癌予防ワクチン（サーバリックス®）が本邦で発売．
　セフトリアキソン高度耐性淋菌が京都で分離される．
2011（平成23）年
　子宮頸癌予防ワクチン（ガーダシル®）が本邦で発売．
2013（平成25）年
　厚生労働省が子宮頸癌予防ワクチンの積極的勧奨の停止．
2016（平成28）年
　ブラジルでジカ熱が流行，性交渉で感染することが報告される．

 STIの歴史年表

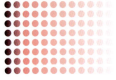

1 STIとは？

1. STIの歴史と移り変わり

出現し，泌尿器科領域では現在でもこの病気とヒトとの戦いが続いている．

③ 性感染症の新興感染症

また，性感染症にも新興感染症がある．本改訂版を執筆中の2016年，ブラジルでジカ熱が大流行した．ジカ熱はデングウイルスと同じフラビウイルス科フラビウイルス属のジカウイルスによる感染症で，一般的に蚊が媒介する．しかし，蚊に刺されて感染し，その後治癒したと思われた患者との性交渉で，未感染者に感染することが知られている．ジカ熱は妊婦が感染すると児に先天性の障害を生じるので，国立感染症研究所は治癒後4週間（米国CDCでは8週間）は性交渉を行わないか，コンドームの使用が勧められている．ジカウイルスは男性の精液に存在すると考えられているが，性交渉による女性から男性への感染例も知られている．

III. STI対策の歴史

1948年の性病予防法の制定，1958年の売春防止法の施行などから，本法においての近代的なSTI対策が医療行政において行われるようになった．ほぼ同時にいわゆる性教育やコンドームの使用などによるsafer sexの啓発活動などが精力的に行われていくようになった．

性病予防法では，梅毒，淋菌感染症（淋病），軟性下疳，鼠径リンパ肉芽腫の4疾患が対象とされていたが，抗生物質による治療の発展とともに淋菌感染症以外の3疾患では患者数は激減した．

その一方で，有効な治療薬のなかったウイルス性のSTIの蔓延が問題となっていった．抗ウイルス薬の開発前の1970年代後半ごろから，性器ヘルペスはアメリカで罹患患者の増加が社会的にも認知され，TIME誌が特集にとりあげている．さらに，1985年前後には後天性免疫不全症候群（AIDS）が認識され始めた．西アフリカのendemicな地域の存在とともに，欧米では同性間性行為による伝播が主流であることが判明し，病原体であるレトロウイルス，human immunodeficiency virus，HIVが発見された．

近ごろでは，抗ヘルペス薬の開発とそれによる性器ヘルペス抑制療法の導入，および逆転写酵素阻害剤に始まる抗HIV薬の開発とART（antiretroviral therapy）療法の確立により，予防・治療面での進歩がみられ，欧米での新患数は低下傾向がみられるようになっていたが，本邦では新規感染者が増加し続けていた．いろいろな対策で現在では新規感染者の増加は頭打ちとなったが，男性同性愛者間の感染が依然多く，社会的な認知が必要なのかもしれない（→p.126〜，各論6参照）．

IV. 最近のSTI対策の状況

性病予防法が廃止され，感染症法に移行してからはHIV感染症と梅毒については全数把握，性器クラミジア感染症，性器ヘルペス，尖圭コンジローマ，淋菌感染症については定点観測のサーベイランスが行われている（→p.19，総論1-3参照）．

また，STIをおこす病原体のいくつかは血液を介しての伝搬や母子間の垂直感染が生じうるため，感染症法制定以前から梅毒はHIVについて，B型肝炎などは献血供与血液製剤についての検査が施され，梅毒については妊娠時の検査にも取り入れられている．

最近のわが国おけるSTI領域の動向としては，「クラミジア感染症について，とくに若い世代での感染率が上昇していること」，「淋菌の薬剤耐性株が増え続けていること」などの，泌尿生殖器系疾患における問題が注意すべきものとしてあげられる．

STIに対抗する治療薬や予防手段の研究，開発は現在も続けられている．日本性感染症学会からは「性感染症診断・治療ガイドライン」が発行され，数年ごとに改訂作業が行われている．2006年にはわが国においても，くり返し再発する性器ヘルペスに抑制療法が可能となり，2007年末には尖圭コンジローマの治療薬としてイ

ミキモドクリームが認可された．また，子宮頸癌を引きおこす悪性型のヒト乳頭腫ウイルスhuman papillomavirus, HPVの感染予防ワクチンとして悪性型のHPV16, 18のみならず尖圭コンジローマの原因であるHPV6, 11に対する4価ワクチンであるガーダシル®が導入され，尖圭コンジローマも減少している（→p.108〜，各論5参照）．HPVワクチンは中学生女子を接種対照としている．

V．おわりに

STIはヒトの生活と切っても切れない間柄で，現在でも撲滅できないばかりか，新しい感染症も出現してきている．ヒトの性行為の有り様も時代とともに変化し，また一部の病原体は耐性を獲得したりして，STIの病像を変化させている．

性行為に関する各世代の認識と行動は時代の趨勢にも左右されるため，啓発活動によって目にみえる成果をあげることには困難がつきまとっているが，今後もSTIの制御を最終的な目的として，新しい画期的な治療および予防の手段の開発努力と，教育活動樹立への努力が続けられていくものと思われる．

■第1部 総論

1 STIとは？
2. STIの種類　安元 慎一郎

Ⅰ．はじめに

現在，性行為によって感染あるいは伝搬する感染症（性行為感染症，性感染症：STI, sexually transmitted infection）としては，表❶にあげるようなものが知られている．性感染症には明らかな症状を呈する場合と不顕性ではあるが持続感染している感染症が知られている．不顕性の持続感染はパートナーへの感染源となり，診断が重要となる．

Ⅱ．病原体による分類

STIに限らず，すべての感染症では1）病原体の同定，2）感染臓器の同定，が診療においてもっとも重要であり，また，どのような経路で感染していくのかも予防上の手段を考えるうえで大切である．さらに，臨床的に皮膚粘膜症状を示しやすい疾患群と皮膚以外の臓器，とくに泌尿，生殖器系の症状を示しやすい疾患群とに大別することもできる．

STIに属する疾患のうち細菌感染症に分類されるものには，梅毒，淋菌感染症，軟性下疳，鼠径リンパ肉芽腫が主なものであり，抗生物質が効果を示す病原体による疾患としてクラミジア感染症，マイコプラズマ感染症，ウレアプラズマ感染症なども存在する．ウイルスによるものでは，性器ヘルペス，尖圭コンジローマ，HIV感染症，B型肝炎，C型肝炎，サイトメガロウイルス感染症，EBウイルス感染症などがある．他に真菌（カビ）によるもの，節足動物によるものなどもみられる（表❷）．

Ⅲ．感染経路による分類

感染経路別では，①精液および頸管粘液を介するものに，クラミジア感染症，性器ヘルペス，淋菌感染症，マイコプラズマなどがあげられ，②唾液からは，EBウイルス感染症，サイトメガロウイルス感染症，性器ヘルペス，淋菌感染症，梅毒などがあげられる．③性器に生じた外傷や潰瘍から，あるいは皮膚と皮膚の接触により伝播する疾患には，梅毒，HIV感染症，性器ヘルペス，尖圭コンジローマ，疥癬，伝染性軟属腫などがあげられる（表❸）．

Ⅳ．皮膚粘膜症状

皮膚粘膜症状を示しやすい疾患（表❹）には，梅毒をその代表として，性器ヘルペス，尖圭コンジローマ，疥

　　HIV感染症
　　梅毒
　　淋菌感染症
　　クラミジア感染症
　　性器ヘルペス
　　尖圭コンジローマ
　　その他のヒト乳頭腫ウイルス感染症
　　非淋菌性・非クラミジア性性器炎
　　軟性下疳
　　鼠径リンパ肉芽腫
　　トリコモナス症
　　ウレアプラズマ感染症
　　鼠径肉芽腫
　　A型肝炎
　　B型肝炎
　　C型肝炎
　　サイトメガロウイルス感染症
　　EBウイルス感染症
　　ヒトヘルペスウイルス-8感染症
　　伝染性軟属腫
　　HTLV-1感染症
　　赤痢アメーバ症
　　疥癬
　　ケジラミ症
　　股部白癬
　　カンジダ症
　　その他

❶ STIの種類

Ⓑ STIの病原体による分類と本書参照ページ

細菌感染症	梅毒	p.38〜65, 139
	淋菌感染症	p.66〜76
	軟性下疳	p.148
	鼠径リンパ肉芽腫	
クラミジア感染症	クラミジア・トラコマチス感染症	p.78〜91
マイコプラズマ感染症	マイコプラズマ・ジェニタリウム感染症	p.153
ウレアプラズマ感染症	ウレアプラズマ感染症	p.154
ウイルス感染症	HIV感染症	p.126〜146
	性器ヘルペス	p.92〜107
	尖圭コンジローマ	p.108〜125, 143
	その他のヒト乳頭腫ウイルス感染症	p.120
	A型肝炎	
	B型肝炎	p.156
	C型肝炎	
	サイトメガロウイルス感染症	
	EBウイルス感染症	
	ヒトヘルペスウイルス-8感染症	
	伝染性軟属腫	p.142, 151
	HTLV-1感染症	
真菌感染症	股部白癬	
	カンジダ症	
原虫感染症	トリコモナス症	p.155
	赤痢アメーバ症	p.144
虫によるもの	疥癬	p.150
	ケジラミ症	p.149
その他		

Ⓒ 感染経路別STI一覧

① **精液および頸管粘液を介して伝搬するもの**
クラミジア感染症, 性器ヘルペス, 淋菌感染症, マイコプラズマ感染症, A型肝炎, B型肝炎, C型肝炎, HIV感染症, HTLV-1感染症など

② **唾液を介して伝搬するもの**
単純ヘルペス（性器ヘルペス）, クラミジア感染症, 淋菌感染症, EBウイルス感染症, サイトメガロウイルス感染症, ヒトヘルペスウイルス-8感染症, 梅毒など

③ **局所の外傷や皮膚粘膜間の接触により伝搬するもの**
梅毒, HIV感染症, 性器ヘルペス, 尖圭コンジローマ, 疥癬, 伝染性軟属腫, ケジラミ症など

1 STIとは？
2. STIの種類

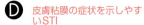
D 皮膚粘膜の症状を示しやすいSTI

梅毒
性器ヘルペス
尖圭コンジローマ
軟性下疳
鼠径リンパ肉芽腫
伝染性軟属腫
疥癬
ケジラミ症
股部白癬
カンジダ症
その他

癬，伝染性軟属腫，EBウイルス感染症などがある．皮膚以外の臓器，とくに泌尿生殖器系の症状を示しやすい疾患には，淋菌感染症，クラミジア感染症，B型肝炎，C型肝炎などをあげることができる．

　1つのSTIを確認したときには，その他に複数のSTIに感染している場合も少なくないので，必要かつ十分な検査を行うように説明すべきであり，STIの種類とそれぞれに関しての流行状況や検査項目をある程度理解しておくべきである．

■第1部 総論

1 STIとは？
3. 性感染症（STI）の現状（疫学） 荒川 創一

Ⅰ．はじめに

1）届出の必要な性感染症：全数届出と定点調査の違い

性感染症の英訳は，以前はVD（Venereal disease）やSTD（Sexually transmitted disease）とよばれていたが，現在では無症候のものも含む場合はSexually transmitted infection（STI）とし，症候性でかつ主に医療機関を受診して診断されたものを指す場合，STDとすることが多い．

現在，わが国の感染症法によって届出が義務づけられている性感染症は6つあり，そのなかでHIV/AIDS，梅毒は全数届出，性器クラミジア感染症，性器ヘルペスウイルス感染症，尖圭コンジローマ，淋菌感染症は定点調査により届出が行われている．

2）定点調査の注意点

この定点調査とは，都道府県が指定届出医療機関を定め，そこに受診した患者数を月ごとにまとめて保健所へ届け出るという制度であり，性感染症の全患者数を調査しているものではない．この定点の指定は，各都道府県が産婦人科系（産婦人科，産科もしくは婦人科）と泌尿器科・皮膚科系（性病科，泌尿器科，皮膚科もしくは皮膚泌尿器科）がおおむね同数になるように行うことになっているが，実際はその比率は県ごとに異なっている．性感染症定点数は2014年において全国961医療機関である（図）.

この定点調査からは，わが国における性感染症患者の全体的な動向を知ることが可能である．一方，この調査において，指定届出機関の選定方法などに関して依然として問題点が多いことが指摘されており，その選定のあり方についての評価が求められているのも事実である．

Ⅱ．全数調査における性感染症の動向

1）最近の動向：HIV/AIDS

さて，全数届出が行われているHIV/AIDS，梅毒について最近の動向をみると，HIV/AIDSに関しては，ここ数年，報告数が横ばいであるが（図❸），その背景に，全国保健所でのHIV検診者数が減少しているという事実がある．したがって，実態としてはHIV/AIDSは漸増していると推定するのが妥当と考えられる．

2）最近の動向：梅毒

梅毒に関しては，ここ数年で男女とも明らかに増加し

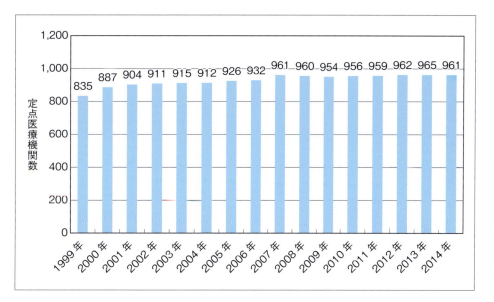

定点医療機関数推移
国内全体でみると，2007年以降横ばいである．

1 STIとは？

3. 性感染症（STI）の現状（疫学）

ており，今後，大きな問題となる懸念がある．その内容は，20歳代男女でⅠ期・Ⅱ期梅毒が著増しているというものであり，社会的に警鐘を鳴らすべき問題といえる（図❸）．

Ⅲ．定点調査における性感染症の動向（国立感染症研究所，図❹）

1）最近の動向：クラミジア感染症と淋菌感染症

男女を問わず4つの性感染症のうち，クラミジア感染症と淋菌感染症は，ここ2～3年で横ばいからやや増加に転じつつある．2002年をピークに減り続けていたこの2大疾患の再増加は，行政施策の見直しの必要性を迫るものといってよい．このことは，後述する厚生労働科学研究の全数把握調査（センチネルサーベイランス）の結果で，より明確に実証されている．

2）最近の動向：性器ヘルペスと尖圭コンジローマ

性器ヘルペスと尖圭コンジローマはほぼ横ばいで，特徴的な変化はみられていない．

Ⅳ．厚生労働科学研究全数把握調査結果[1,2]

全国から抽出した7モデル県での，前述した6種の性感染症のうち，HIV/AIDSを除いた5種の性感染症の全数把握調査を，県医師会等の協力を得て，2012年から2014年までセンチネルサーベイランスとして実施してきた．個々で集計されているのは，医療機関を受診した，すなわち発症したSTDである．

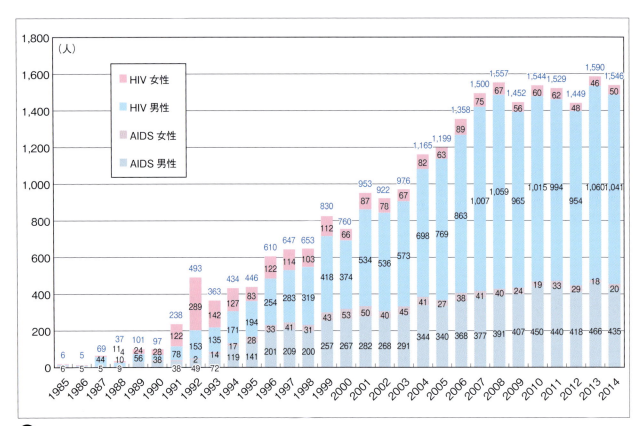

❸ HIV感染者・エイズ患者報告数の年次推移

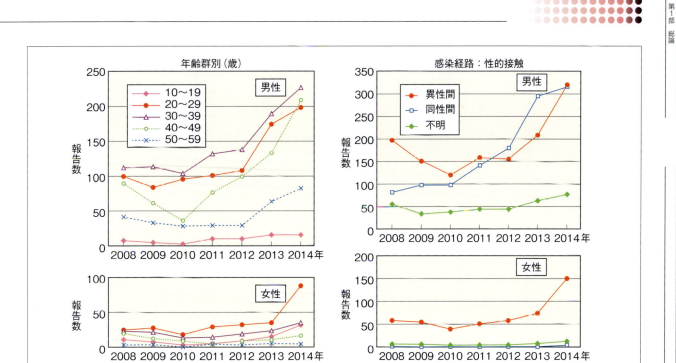

C 早期顕症梅毒（Ⅰ期，Ⅱ期）患者の年齢群別・感染経路別報告数，2008〜2014年

　そのサーベイランスの方法は，図**E**〜**M**のとおりである．結果の要約を以下に記載する．

1）全体の結果（図N〜P）
　2012年に比し，2013年ではSTD患者のピークがおおむね5歳若返っている．3年間を通じて，女性のクラミジア感染症がもっとも頻度は高く，常に20歳代前半にピークがあるが，その頻度は年々高くなってきている．

2）疾患別頻度
① **梅毒（図Q）**：2014年の20歳代前半女性での増加が顕著であり，感染症法の届出結果と符合する．3年間で男性では明らかに年々増加，女性でも2014年は男性に迫る勢いでの増加がみられる．
② **淋菌感染症（図R）**：3年間で女性では明らかな増加，男性でも増加傾向がみられる．
③ **クラミジア感染症（図S）**：男女とも3年間で増加が明白である．
④ **性器ヘルペス（図T）**：男性では横ばいであるが，女性ではその絶対数が男性を凌駕し，3年間で増加している．
⑤ **尖圭コンジローマ（図U）**：男性では横ばい，女性では絶対数が男性より多いものの，3年間では漸減傾向にある．
⑥ **全STD（図V）**：男女ともに，3年間で増加している．

3）クラミジアの年間全国推計実数
　上記調査にて把握されたのは，STDとして発症してクリニック等を受診した患者数であり，クラミジア感染症が，男性では50％，女性では20％が発症するということを勘案した潜伏感染状態を含むSTIとしての実数は，男女合わせて年間40万人を超す．その男女比は約

1 STIとは？
3. 性感染症（STI）の現状（疫学）

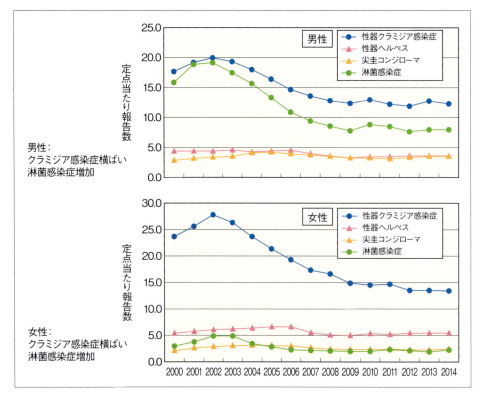

D 国立感染症研究所性感染症定点把握4疾患の定点当たり報告数推移

男性：
クラミジア感染症横ばい
淋菌感染症増加

女性：
クラミジア感染症横ばい
淋菌感染症増加

E 厚生労働科学研究費補助金「性感染症研究班」

熊本　悦明　班長
↓
小野寺昭一　班長
↓
荒川　創一　班長　2012年〜

そのなかの一つの柱として，性感染症全数調査（センチネルサーベイランス：いくつかのモデル県での集計から全国の年間STD発症者算定）

→ STI数の推計

F 厚生労働科学研究費補助金「性感染症センチネルサーベイランス」

7モデル県
岩手県，茨城県，千葉県，富山県，岐阜県，兵庫県，徳島県で10月1ヵ月間に受診した6種STDを全数把握（産婦人科・泌尿器科・皮膚科・性病科）

↓

「性別」，「5歳ごとの年代別」実数を集計し，全国人口に敷衍

↓

人口10万人対・人年数を算出

↓

年間発症者数を推計

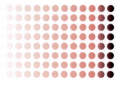

G 目的

感染症法の5類「定点把握」性感染症としての
　①淋菌感染症
　②性器クラミジア感染症
　③性器ヘルペスウイルス感染症
　④尖圭コンジローマ

「全数把握」の
　⑤梅毒

「上記いずれにも含まれない」
　⑥非淋菌非クラミジア性感染症

①～⑥の計6疾患について、7モデル県における性感染症全数調査を行う．

↓

年間発症者数を推計

H 調査対象

全国7つのモデル県の病医院（産婦人科，泌尿器科，皮膚科，性病科）

モデル県と地区責任者
1. 岩手県　　秋元　義弘（岩手県立二戸病院産婦人科長）
2. 茨城県　　武島　　仁（龍ヶ崎済生会病院副院長・泌尿器科長）
3. 千葉県　　伊藤　晴夫（千葉大学名誉教授）
　　　　　　五十嵐辰男（千葉大学大学院工学研究科教授）
4. 富山県　　種部　恭子（富山県医師会常任理事）
5. 岐阜県　　三鴨　廣繁（愛知医科大学病院感染症科教授）
　　　　　　安田　　満（岐阜大学医学部附属病院泌尿器科講師）
6. 兵庫県　　荒川　創一（神戸大学大学院医学研究科特命教授）
7. 徳島県　　金山　博臣（徳島大学大学院泌尿器科教授）

通称「性感染症全数把握ワーキング（荒川班）」
　（正式には厚生労働科学研究費補助金　新型インフルエンザ等新興・再興感染症研究事業（新興・再興感染症及び予防接種政策推進研究事業）「性感染症に関する特定感染症予防指針に基づく対策の推進に関する研究」班）

　研究代表者：荒川　創一（神戸大学大学院医学研究科特命教授）

○ 解析担当者　　谷畑　健生（神戸市東灘区保健福祉部・疫学統計　医務担当課長）
○ 調査期間　　10月1日～10月31日
○ 調査項目
　・基礎情報：医療施設名（定点か否かの区別も），所在地，連絡先など
　・対象疾患：6種の性感染症（梅毒，淋菌感染症，性器クラミジア感染症，非淋菌非クラミジア性感染症，性器ヘルペスウイルス感染症，尖圭コンジローマ）
　・患者情報：診断日，症例通し番号，居住地（市郡のみ），年齢，性別，配偶者の有無，病名（該当に○，重複の場合複数に○）
　・調査方法：郵送法

I 調査主体

J 解析とその内容

①STIとは？

3. 性感染症（STI）の現状（疫学）

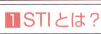
性感染症（STI）全数把握調査用紙

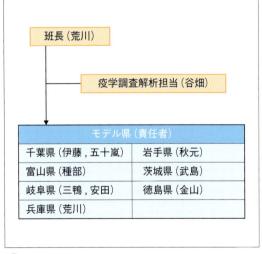
研究班の構成

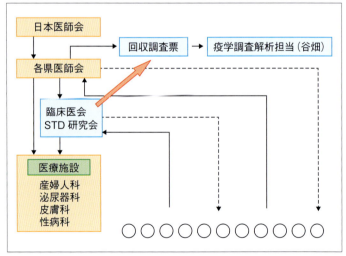
調査の流れ

サーベイランスの結果①
2012年10月

サーベイランスの結果②
2013年10月

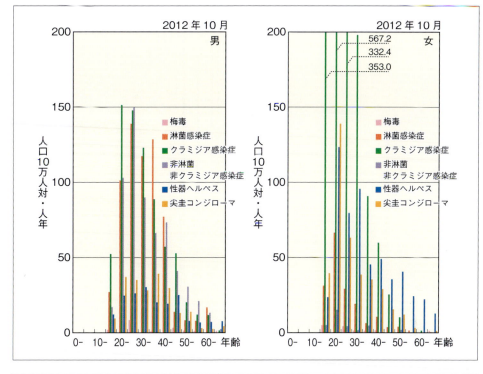

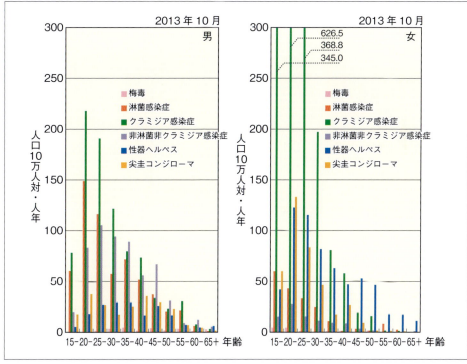

1 STIとは？

3. 性感染症（STI）の現状（疫学）

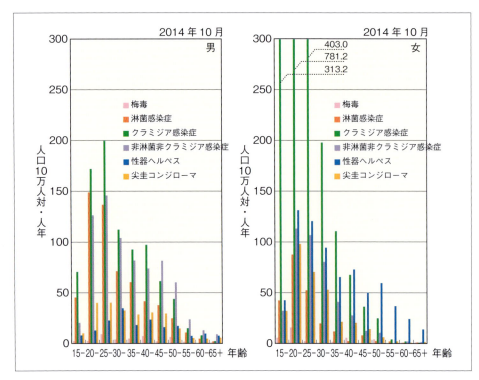

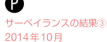

サーベイランスの結果③
2014年10月

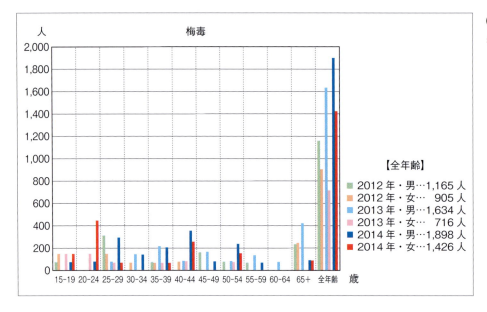

年代別年間発症推計実数（梅毒）

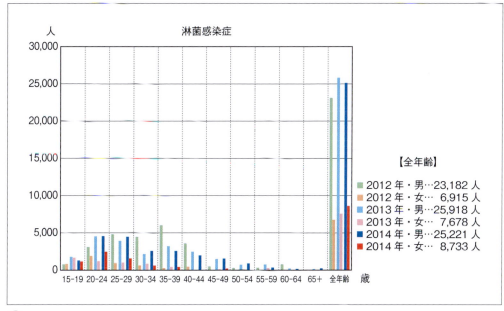

🅡 年代別年間発症推計実数（淋菌感染症）

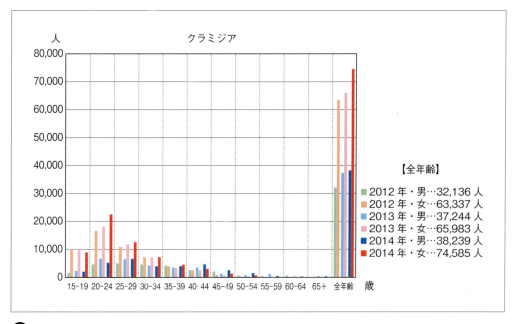

🅢 年代別年間発症推計実数（クラミジア感染症）

1 STIとは？
3. 性感染症（STI）の現状（疫学）

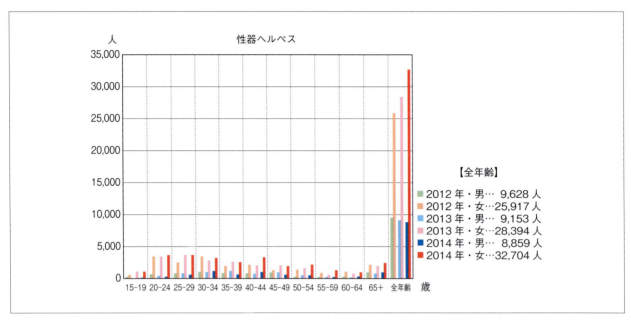

T 年代別年間発症推計実数（性器ヘルペス）

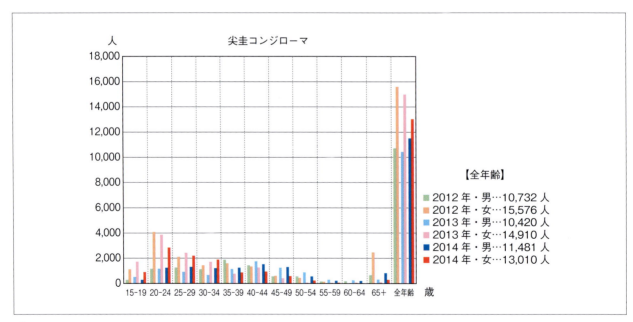

U 年代別年間発症推計実数（尖圭コンジローマ）

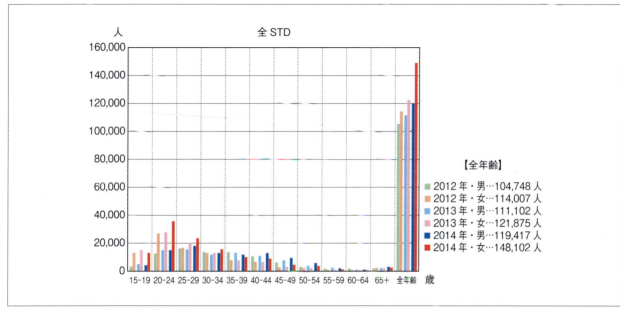

 年代別年間発症推計実数（全STD）

発症者（STD）	2012年	2013年	2014年
男	32,136人	37,244人	38,239人
女	63,337人	65,983人	74,585人

男性は　感染者の50％が発症と推定
女性は　感染者の20％が発症と推定

STIとしてのクラミジア感染症は	2012年	2013年	2014年
男	64,272人	74,488人	76,478人
女	316,685人	329,915人	372,925人
計	380,957人	404,403人	449,403人

クラミジア感染症の全国推計実数（2012〜2014年）

1 STIとは？
3. 性感染症（STI）の現状（疫学）

1：5と圧倒的に女性に多い（図）．

以上をまとめると，次の4点となる．

> ① 2012年〜2014年のセンチネルサーベイランスの結果から，3年間でSTD（発症し，医療機関を受診したSTI）患者数は，全体的に増加傾向にあった．
> ② 男性の梅毒，男女の淋菌感染症，男女のクラミジア感染症，女性の性器ヘルペスは，増加傾向にあった．
> ③ STDのなかで男女ともももっとも多いクラミジア感染症は，無症状潜伏感染者も入れると，STIとしては全国に敷衍すると3年間で約38万人から45万人と罹患者が増加していることが推計された．
> ④ 2002年以来減少傾向にあったわが国のSTIは，下げ止まりから，増加に転じつつあることが推定される．

V．性行動の多様化と口腔内感染の問題[3,4]

オーラルセックスの一般化により，口腔・咽頭の性感染症原因微生物保菌が無症候に経過するなかで，セックスパートナーに伝播し，その性器での性感染症を発症させるということが増加している．今後，耳鼻咽喉科領域での保菌サーベイランスの実施が考慮されていくべき時期にきていると考えられる．

VI．おわりに

わが国において届出が行われている6つの性感染症について，発生動向調査に基づいた成績と，厚労科研の全数把握センチネルサーベイランスの成績を紹介した．

2002年から減少傾向にあった淋菌およびクラミジア感染症は，ここ3年で増加に転じたといってよい．また，顕症梅毒の増加が看過できない状況にある．

無症候のSTIが自覚のないまま伝播し，不妊症の原因となったり，母子垂直感染で次世代に病苦を強いるという状況は，極力避けなければならない．若者を対象とした性感染症予防教育[5]を強化するとともに，そのスクリーニング検査のシステムを官民学あげて検討し，性感染症の早期発見，早期治療が可能となる体制を構築する必要があると思われる．

文献
1) 荒川創一 ほか：性感染症に関する特定感染症予防指針に基づく対策の推進に関する研究，平成24〜26年度総合研究報告書，2015
2) 谷畑健生 ほか：日性感染症会誌 26：109-16，2015
3) 白井千香 ほか：日性感染症会誌 25：109-11，2014
4) 白井千香 ほか：日性感染症会誌 26：91-6，2015
5) 荒川創一：臨床と研究 89：884-90，2012

■第1部 総論

2 STIの診療
1. STIを疑った際にどうするか
本田 まりこ

　STIを疑ったときに，問診，視診がもっとも大切である．とくに，性器ヘルペス，尖圭コンジローマ，ケジラミ症などは問診と視診のみで診断を行っていることが多い．

Ⅰ．問診
　問診により現病歴，家族歴，既往歴をきく．
1）現病歴
　主訴，発病様式，持続時間，部位，症状の内容，随伴症状，全身症状，治療の影響をきく．

　STIの潜伏期および発症時期が，疾患により定まっているので（表❶），感染時期と発病時期，および期間を問診することが大切であるが，partnerが不特定多数の場合は困難である．初期症状も各疾患で特徴的であるので，表❷を参考に問診を行っていく．コンドームの使用，薬剤の使用の有無，性行為の方法などについてもきく．

2）家族歴
　配偶者，とくにオーラルセックスを含めてsexual partnerの社会的生活，症状や既往歴についてきく．

疾　患		病　原　体	潜　伏　期
梅　毒		*Treponema pallidum*	10～30日
性器クラジミア感染症		*Chlamydia trachomatis*	1～3週間
淋菌感染症（淋疾）		*Neisseria gonorrhoeae*	2～7日
軟性下疳		*Haemophilus ducreyi*	2～7日
性病性リンパ肉芽腫		*Chlamydia trachomatis*（L1，L2，L3）	3～12日
鼠径部肉芽腫		*Calymmatobacterium granulomatis*	1週～3カ月
非淋菌性尿道炎		*Chlamydia trachomatis*（A-K）	1～3週間
		Ureaplasma vaginalis	1～5週間
		Gardnerella vaginalis	2～3日
		Group B streptococci	
性器ヘルペス		herpes simplex virus（1,2）	2～10日
尖圭コンジローマ		human papillomavirus	3週～8カ月（平均2.8カ月）
性器伝染性軟属腫		molluscum contagiosum virus	2週～6カ月
疥　癬		*Sarcoptes scabiei*	1～1.5カ月
ケジラミ症		*Phthirus pubis*	1～2カ月
膣トリコモナス症		*Trichomonas vaginalis*	10日前後
腸管感染症	細菌性赤痢	*Shigella* species	1～3日
	アメーバ赤痢	*Entamoeba histolytica*	7～20日
	ランブル鞭毛虫症	*Giardia lamblia*	1～3週
肝炎		hepatitis A/B/C,G virus	1カ月/2～6週/不明
HIV感染症/AIDS		human immunodeficiency virus	1カ月/10年
伝染性単核球症		Ebstein-Barr virus	2～6週間

❶ 性感染症と潜伏期

2 STIの診療

1. STIを疑った際にどうするか

3)既往歴

重大な疾患や他のSTIだけでなく，アレルギーの有無（薬剤，ゴム）もきく．

患者がどのような生活環境下で，どのような身体的，心理的，社会的な生活を送っているかをきく．

Ⅱ．視診，触診

全身や局所の皮膚や粘膜の炎症の有無，浮腫・びらん・潰瘍・丘疹・結節・腫瘍の有無，硬さや圧痛の有無をみる．リンパ節腫脹の有無，その硬さや圧痛の有無をみる．帯下(たいげ)の状態，尿道分泌物の観察も行う．

ケジラミ症では下着の観察が必要であり，点状出血斑とケジラミの糞による黒色砂状物質の付着をみる．

疾　患	初　期　症　状
梅　毒	感染後10〜30日で感染部位に固い丘疹発生．後に潰瘍化し，鼠径部のリンパ節が腫脹する．いずれの発疹も痛くも痒くもない．
性器クラミジア感染症	無症状のことが多い．男性は軽い排尿時痛，漿液性の分泌，女性は漿液性の帯下，下腹部痛
淋菌感染症（淋疾）	感染2〜7日ごろ，男性は排尿時に痛みを伴い，膿性の白い分泌物が出る．女性は膿性の帯下が出るが，約半数は自覚症状がない．バルトリン腺炎をおこすことがある．
軟性下疳	感染2〜7日後，男性では亀頭や冠状溝に，女性では陰唇，膣口に辺縁が鋸歯状の深い潰瘍が生じ，疼痛が強い．
性病性リンパ肉芽腫（鼠径リンパ肉芽腫）	感染後3〜12日，性器に小丘疹，小水疱が出現．2〜6週後に片側のリンパ節が腫脹．圧痛，自発痛ともに強い．
性器ヘルペス	感染後2〜7日後に陰部に痒みや違和感のある水疱が出現．破れて痛みのあるびらんや浅い潰瘍になる．発熱，リンパ節腫脹を伴う．
尖圭コンジローマ	感染後3週〜3カ月後，男性では陰茎の包皮や亀頭などに，女性では会陰部や陰唇などに乳頭状の丘疹ができる．痛くも痒くもないが，だんだん大きくなってくる．
HIV	感染後2週〜2カ月後発熱，関節痛，リンパ節腫脹などインフルエンザ様の症状が出現し，口腔内や性器に潰瘍が生じ，全身に紅斑が出現する．
B型肝炎	感染後，多くは4〜9週で倦怠感，食欲不振などがおき，蕁麻疹様の紅斑が現れることがあり，引き続いて黄疸症状が現れる．
性器カンジダ症	男性では尿道炎か亀頭・包皮に紅色丘疹，膿疱があらわれる．女性は外陰部に瘙痒や白色，粥状の帯下がみられる．
ケジラミ症	感染後1〜2カ月後に下腹部，外陰部などの陰毛の生えた部分が猛烈に痒くなる．脇毛・ヒゲ，頭髪にも寄生する．肌着に点状出血斑とケジラミの糞による黒色砂状物質の付着がみられる．
非淋菌性尿道炎	淋菌以外の原因でおきる尿道炎すべてを含む，総称的表現．尿道炎は，主に感染2週間後，尿道から分泌物や膿が出て，排尿時に痛みや不快感を伴う．原因はクラミジア・マイコプラズマ・膣トリコモナス・カンジダ等によってひきおこされる．性器クラミジア感染症では，感染後1〜3週間で男性では軽い排尿痛と粘液性，漿液性の分泌物が出る．女性では，帯下の増加，不正出血，下腹部痛，性交痛があり，ときに急性腹症をおこす．女性の半数は自覚症状がない．
膣トリコモナス症	男性では尿道炎症状をおこすが一般に無症状．女性では感染後6カ月以内に悪臭の強い泡沫状の帯下と陰部びらん・痒みがあらわれる．
性器伝染性軟属腫	感染2週〜6カ月後に現れる粟粒大〜大豆大までの中心が凹むドーム状の腫瘍で，表面平滑で光沢がある．つぶすと白い物質が出る．

Ⓑ 性感染症の初期症状

2 STIの診療
2. 診断の流れ
本田 まりこ

診断は，問診と視診，触診を行ったうえで，適切な検査を行って確定診断を行う（表Ⓐ）．

Ⅰ．顕微鏡検査

帯下やびらんや潰瘍皮膚のスメアーを数枚用意する．20％苛性カリ（KOH）で真菌の検索を行う．カンジダは常在菌であるので，診断は培養ではなく，病変部にカンジダの存在を顕微鏡で確認することが大切である．もう1枚はギムザ染色，グラム染色を行い，菌体成分（梅毒トレポネーマ，軟性下疳菌など）やウイルス性巨細胞の有無を調べる．

軟性下疳菌はグラム陰性連鎖桿菌で，線路状配列（railroad-track）する．膣内常在菌であるデーデル桿菌はグラム陽性であるが，梅毒スピロヘータ，淋菌，大腸菌などはグラム陰性である．

性病性リンパ肉芽腫（鼠径リンパ肉芽腫症）はパパニコロ染色を施すと，感染上皮細胞の細胞質内に好塩基性の封入体（星雲状細胞質内封入体）がみられる．

鼠径肉芽腫症ではギムザ染色で組織球の細胞質空胞内に青黒色安全ピン状に染色された1〜2 μmのDonovan体を検出する．原因菌である*Calymmatobacterium granulomatis*はグラム陰性である．

Ⅱ．病原体の抗原の検出

性器ヘルペスでは抗HSV抗体としてFITC標識抗HSVモノクローナル抗体（デンカ生研）を塗抹した試料に30分間反応させ，蛍光顕微鏡下で観察を行う．迅速に診断ができ，しかもウイルス型の判定もできる．水疱やびらんでは陽性率が高いが，膿疱や痂皮では陽性率が低い．また，粘膜病変ではウイルス分離と比較すると陽性率が低い．

Tzanckテストの方法は，水疱蓋をスライドガラスに軽くたたきつけるかまたは水疱底部やびらん面を浅くメスで擦過しスライドガラスにのせ，アセトンなどで固定する．−20℃以下で保存し，後日使用可能である．帯状疱疹との鑑別を要する場合は，FITC標識抗VZVモノクローナル抗体（デンカ生研）を使用する．HSV抗原のイムノクロマトグラフィー法は，インフルエンザウイル

Ⓐ 性感染症の診断の手順

問診	主訴の性状	局所性か全身性か	検査	暗視野法
		全身症状の有無，排尿障害の有無		Tzanckテスト
	経過	潜伏期と期間		KOH法
		治療の有無		グラム染色
	その他	性経験，パートナーの数		生検
		パートナーの主訴		HIV検査
		STI予防手段		細菌・真菌培養
		割礼の有無		血清抗体検査
		アレルギーの有無		抗原検査
症状	炎症，びらん，浮腫，潰瘍			核酸検査
	分泌物，萎縮			
	恥垢，色素沈着・色素脱失			
	結節・腫瘍			
	その他の全身症状			

ス感染と同様にぬぐい液で迅速に診断できる．型の判定はできない．

　梅毒トレポネーマも家兎に免疫して得られた抗体または感染患者の血清を使用し，蛍光抗体法で検出する．生検組織にも使用できる．性病性リンパ肉芽腫の病原体は，性器クラミジアに使用する抗クラミジアモノクローナル抗体と交差反応するために使用可能である．HSV抗原のイムノクロマトグラフィー法は，インフルエンザウイルス感染と同様に，ぬぐい液で迅速に診断できる．型の判定はできない．

Ⅲ．抗体価の測定

　補体結合反応，中和反応，間接蛍光抗体法，enzyme immunoassay (EIA) 法があるが，EIA法がもっとも感度がよく，初感染後7〜10日で病原体特異的なIgM抗体の上昇がみられ，7カ月くらい検出される．病原体特異的なIgG抗体はほぼ生涯持続する．補体結合反応は初感染後1〜2年で陰性化する．HSVではエンベロープのgG (Focus社，HSV-1, 2) を使用することにより，血清より感染HSV型の判定が可能である．

Ⅳ．病原体核酸診断

　Dot hybridization, Southern hybridization, *in situ* hybridization, polymerase chain reaction (PCR), RT-PCRが行われている．HSV，EBウイルス，サイトメガロウイルス，HIV，クラミジア，淋菌，軟性下疳菌で行われている．

Ⅴ．培養

　HSVが主に行われるが，保険の適応外である．また，淋菌やクラミジアでも行えるが研究室レベルである．軟性下疳菌の培養は国内では行っていないのが現状である．

Ⅵ．生検

　組織学的に診断する方法で，ホルマリン固定と未固定凍結標本を作製するとよい．
　HSVで特異的な組織像が得られる．梅毒や性病性リンパ肉芽腫も蛍光抗体法と組み合わせて行われている．性病性リンパ肉芽腫では原発巣および腫大したリンパ節を生検したものを使用する．梅毒で，Warthin-Starry染色は，蛍光法と比べ感度は落ちる．また，*in situ* hybridizationはEBウイルス，クラミジアで診断的価値がある．

■第1部 総論

2 STIの診療
3. 診療時の注意点・患者との向き合い方等

本田 まりこ

STI患者を診察するに当たって注意しなくてはならないことは，以下のとおりである．

1) 患者は皆平等

STIということで，偏見と差別を行ってはならない．まじめなつきあいからでも感染しうるわけで，患者の打撃を理解し，カウンセラー的立場になって診察しなければならない．米国ではHIV感染患者だけでなく，性器ヘルペス患者のカウンセラーも重要な仕事になっている．

2) 適切な治療と蔓延防止

適切な治療を行い，STIの蔓延を抑制しなければならない．クラミジア感染症などは，コンプライアンスをあげるために単回投与に変わりつつある．

3) 診察時の感染予防

診察に当たって患者から感染を受けないようにする．また，他の患者に感染させないようにする．病変部の処置を行う場合には，手袋，眼鏡，マスクを着用する．シーツは交換し，器具は消毒する．尖圭コンジローマは医療機関で感染することがある．

4) 針刺し事故に注意

HIV，HCV，HBVが針刺しで感染する可能性がある（表Ⓐ）．梅毒も血液から感染する疾患であるが，針刺しでは感染しない．

なお，HIVの飛沫などによる粘膜への曝露では0.1％，皮膚への曝露では0.1％以下と報告されている（皮膚への曝露の場合，HIV量が多いとき，長時間あるいは広範囲に曝露されたとき，正常状態でない皮膚面が曝露されたときなどに感染の危険が高まるとされている）．

5) 届出をすること

都道府県知事に届出が必要なSTIは，梅毒，後天性免疫不全症候群（AIDS），急性ウイルス性肝炎であり，7日以内に届け出る．定点のみが届ける疾患は淋菌感染症，クラミジア，ヘルペス，尖圭コンジローマである．

梅毒の届出基準は，梅毒の臨床的特徴を有する者を診察した結果，症状や所見から梅毒が疑われ，かつ，病原体を検出したか，カルジオリピンを抗原とする検査（RPRカードテスト，凝集法，自動化法のいずれか）とT. pallidumを抗原とする検査（TPHA法，FTA-ABS法のいずれか）で陽性になった場合，法第12条第1項の規定による届出を行わなければならない．

AIDSはHIVに感染した後，CD4陽性リンパ球数が減少し，無症候性の時期（無治療で約10年）を経て，生体が高度の免疫不全症に陥り，日和見感染症や悪性腫瘍が生じてきたものをいう．臨床的特徴を呈していないが，届出に必要な要件を満たすと診断した場合には，届ける．

ウイルス性肝炎はウイルス感染を原因とする急性肝炎（B型肝炎，C型肝炎，その他のウイルス性肝炎）である．慢性肝疾患，無症候性キャリアおよびこれらの急性増悪例は含まない．

その他，性器クラミジア感染症，性器ヘルペス感染症，尖圭コンジローマ，淋菌感染症は，全国では約1,000カ所のSTI定点医療機関で毎月報告することになっている．

病原体	感染効率
HBV	20〜40%（e抗原陽性）
HCV	1.2〜3%
HIV	0.3%

 針刺し事故の感染効率

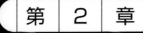

各 論
(アトラス)

1 梅毒
1. 梅毒の診断と治療

松田 光弘, 小野 文武

I. はじめに

梅毒は梅毒トレポネーマ（*Treponema pallidum* subsp. *pallidum*：T.p.）による感染症で，主として性行為や類似の行為により感染する性感染症（STI）である．感染症法では5類感染症全数把握疾患に定められており，診断した医師は7日以内に最寄りの保健所に届け出る必要がある．

本邦での年間患者数は1987年をピークに減少傾向を示し，1999〜2012年は500〜900例で推移してきた．しかし2013年は1,226例，2014年は1,617例，2015年は2,692例と近年急速に増加しており，今後も梅毒患者が増加することが予測されている．

このような急速な患者数の増加に伴う近年の梅毒の特徴として異性間性的接触による感染の増加，女性患者数の増加があげられる．これまでは梅毒患者の大半は男性の同性間性的接触による感染であり，特定のコミュニティにおけるMSM（men who have sex with men）間での伝播が主な原因とされてきたが，一般にも感染が拡大していると考えられる．

また近年梅毒の血清学的検査方法に関して，従来の倍数稀釈法に代わり自動分析器で自動測定が可能な新しい検査方法が普及しつつある．

このような背景を踏まえたうえで，最近の梅毒の特徴，検査法を十分に理解する必要がある．本稿では主に早期顕性梅毒を中心とした典型例からHIV混合感染例，非特異的な梅毒疹まで幅広く紹介し，変遷する梅毒の検査法についても解説する．

II. 病原体と感染経路

T.p.はスピロヘータの一種であり，直径0.1〜0.2 μm，長さ6〜20 μmで屈曲した6〜14施転の螺旋状菌である．T.p.は性交時および類似行為で皮膚や粘膜の小さな傷から感染し，感染局所で特有の病変を形成（第1期梅毒）した後，血行性に全身に拡散されることでさまざまな症状をひきおこす（第2期梅毒）．感染後未治療のまま3年を経過すると結節性梅毒やゴム腫を形成し（第3期梅毒），10年以上を経過すると心血管系，中枢神経系に大動脈瘤，脊髄癆などの症状があらわれる（第4期梅毒）．

III. 臨床症状

症状のある顕性梅毒のうち第1期，第2期の早期顕性梅毒を中心に，その病型の特徴を解説する（表Ⓐ）[1,2]．

1. 第1期梅毒

感染後約3週間でT.p.の侵入部位である皮膚や粘膜などの感染局所で大豆大までの軟骨様の硬結を触れ，これを初期硬結と呼ぶ．単発であることが多く，色調は暗赤色で無痛性である．男性では亀頭冠状溝や包皮に，女性では大小陰唇や子宮頸部に好発する．陰部外に生じた場合は陰部外硬結と呼ばれ，口唇，手指などに好発する．初期硬結はそのまま消失することもあるが，多くの場合は周囲の浸潤が強くなり，中心に潰瘍を形成して盛り上がり，硬性下疳となる．陰部以外に生じたものを陰部外下疳という．近年では初期硬結を経ずに直接硬性下疳に進展する症例も増加している．

初期硬結や硬性下疳の出現した後，やや遅れて鼠径リンパ節などの所属リンパ節が片側あるいは両側に無痛性に腫脹することが多く，無痛性横痃（おうげん）と呼ばれる．第1期疹は放置しても数週間で消褪し，第2期疹が出現するまで無症状となることが普通である．

2. 第2期梅毒

T.p.は血行性に全身に撒布され，頭痛，全身倦怠感，発熱などの全身症状が出現した後に，皮膚・粘膜に多彩な症状が出現する．感染後6週間〜6カ月で症状が現れることが多く，経過中に多様性に富んだ複数の病型がみられることが多い．そのため典型例では診断は容易であるが，非特異的な病型を呈する場合には，ときとして診断に苦慮することがある．

典型例では梅毒性ばら疹が感染後約9週ごろから出現する．爪甲大までの淡紅色斑であるため自覚しないことも多いが，白色人種では頻度の高い症状である．

梅毒性ばら疹は数週で消褪したのち，数週間で丘疹性梅毒を生じる．第2期疹の中でもっとも多い病型であり，個疹は豌豆大までの赤褐色丘疹である．丘疹性梅毒は部位や形態的特徴からいくつかの異型が知られる．梅毒性乾癬は角層の厚い掌蹠に生じた丘疹性梅毒で，特徴的な形態を呈するため，診断には苦慮しない．扁平コンジローマは肛囲や外陰に好発する丘疹性梅毒で，丘疹が急速に増大して湿潤した扁平隆起した結節となる．T.p.が多量に存在するため有力な感染源となる．膿疱性梅毒は多発する膿疱がみられる場合を指し，丘疹性梅毒から移行する場合と膿疱で初発する場合がある．一般に全身状態が不良で，免疫不全の場合に生じることが多い．梅毒性脱毛はびまん性と小斑状脱毛に区分され，小斑状脱毛は側頭部を中心とした虫喰い状の脱毛巣が多発することを特徴とする．梅毒性白斑は爪甲大までの不完全脱色素斑であり，慢性に経過することが多い．梅毒性爪炎・爪囲炎は稀な病型であり，疼痛，発赤，腫脹などの炎症症状を呈し，進行すると爪下膿瘍や潰瘍を形成することがある．粘膜疹は舌，咽頭，扁桃などに紅斑が出現した後，乳白斑となるが，自覚症状に乏しいことが多い[3]．病変部には多量のT.p.が存在し，感染源となり得る．急性扁桃炎様の症状，所見を来す場合には梅毒性アンギーナと呼ばれる．胃や直腸などの消化器に病変を形成する消化管梅毒の報告も稀にあり，胃梅毒では悪性リンパ腫に類似した病変を形成する．

3. 第3, 4期梅毒

梅毒が未治療のまま経過した場合，感染3年後以降は血中のT.p.は消失し，感染力はほとんどなくなる．第3期梅毒疹である結節性梅毒，ゴム腫は浸潤性結節を呈

	病型	好発部位	臨床症状	頻度
第1期梅毒	初期硬結	陰部（亀頭，大小陰唇など）	暗赤色，無痛性の軟骨様の皮下硬結	15%
	硬性下疳	陰部（亀頭，大小陰唇など）	初期硬結が潰瘍を形成．周囲の浸潤が強い	85%
	無痛性横痃	鼠径リンパ節	無痛性のリンパ節腫脹	—
第2期梅毒	梅毒性ばら疹	体幹，稀に顔面，四肢など	爪甲大までの淡紅色斑で自覚症状に乏しい	26%
	丘疹性梅毒	体幹，顔面，四肢屈側など	豌豆大までの赤褐色丘疹が多発	65%
	梅毒性乾癬	手掌，足底	浸潤を伴う鱗屑性紅斑で，乾癬に類似	50%
	扁平コンジローマ	肛囲，外陰部など	湿潤した疣状，扁平に隆起した結節	27%
	膿疱性梅毒	顔面，体幹，四肢	膿疱が多発し，全身状態が不良なことが多い	3%
	梅毒性脱毛	頭部，眉毛	びまん性または小斑状の不完全脱毛斑	5%
	梅毒性白斑	体幹，頸部，四肢	爪甲大まで不完全脱色素斑	3%
	梅毒性爪炎・爪囲炎	手指	圧痛，腫脹などの炎症症状，稀に膿瘍形成	—
	梅毒性粘膜疹	舌，咽頭，扁桃	紅斑の出現後，乳白斑を形成	20%
	梅毒性アンギーナ	扁桃，軟口蓋	びらんや潰瘍を伴う発赤，腫脹	13%
第3期梅毒	結節性梅毒	顔面，体幹，四肢伸側	結節は癒合性，破壊性で瘢痕を形成する	—
	ゴム腫	顔面，下腿伸側，鎖骨	皮下硬結は軟化して潰瘍化する	—

 梅毒の病型

し，限局性，非対称性かつ破壊性で瘢痕を形成する．病理組織学的に肉芽腫が真皮に限局するものを結節性梅毒，皮下組織以下までに達するものをゴム腫とすることが普通である．

IV．HIV感染との混合感染

HIV混合感染の特徴として，その多くが男性同性愛者であること，加療後の再感染・再発が多いこと，ときに膿疱や潰瘍の形成，組織欠損などを生じ得ること，病状が異常に早く進行し，早期から神経梅毒，眼梅毒を発症することなどがあげられる[4]．

わが国ではHIV感染者における梅毒血清反応の陽性率が高く，これらの臨床的特徴を有する梅毒では，強くHIV感染を考慮する必要がある．

またHIV感染症の存在が梅毒血清反応に影響を与える場合もある．梅毒に罹患しているにも関わらず，血清梅毒反応が陰性となることがあり，臨床症状，病歴などから梅毒が強く疑われる場合は病変部の生検が考慮される[5]．プロゾーン現象（抗体が過剰に存在する際に血清反応が陰性となる現象）の報告もあり[6]，その場合は検体を稀釈して再検査を行う必要がある．また十分な治療を行ってもSTS抗体価が低下しない場合があり，この現象はserofast reactionと呼ばれ，HIV感染症による免疫学的な抗体産生異常が原因ではないかと考えられている[7]．そのためSTSの抗体価のみを指標として漫然と治療を行わないよう注意しなければならない．HIV感染者においてはSTS抗体価の低下が不十分であっても通常の治療期間で治療を終了し，慎重に抗体価の推移を観察するという対応も考慮される．

V．検査・診断

確定診断は病変部のT.p.の検出または梅毒血清反応により行われるが（表❸），T.p.検出法を施行できる施設が限られることから，血清反応による診断が主流を占めているのが現状である．

1．T.p.の検出

T.p.の検出は早期顕症梅毒を疑う皮膚病変のパーカーインク染色が一般的であるが，染色法が煩雑で熟練を要することから実施例が減少しているのが実態である．そのため，より簡便な方法として核酸検出法（PCR法）も活用されはじめているが，まだ一般には普及していない．その他に皮膚生検組織からの組織内染色法がある．Warthin-Starry染色ではT.p.が黒染される（図❸）．しかし染色が煩雑であるため近年では免疫染色も行われて

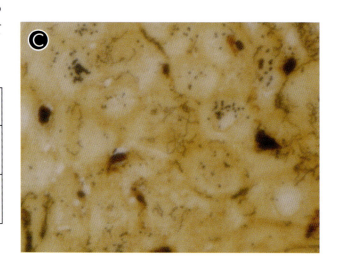

❸

T.P.検出	・パーカーインク染色 ・核酸検出法（PCR法）
梅毒血清反応	・脂質抗体法（STS法） ・T.P.抗原法 ─┬ TPHA法 　　　　　　　　└ FTA-ABS法
病理組織検査	・HE所見 ・組織内染色法 ─┬ Warthin-Starry染色 　　　　　　　　└ 免疫染色

❸ 梅毒の検査法

おり（図D），感度はWarthin-Starry染色の33～71%と比較し，74～91%と良好である[8]．皮膚病変の生検が必要になるため侵襲を伴う点が問題である．

2. 梅毒血清反応

梅毒血清反応は治癒症例の残存抗体の可能性を必ずしも否定できないデメリットがあるが，上述の理由から診断の主流を占めている．

梅毒血清学反応はカルジオリピンを抗原に用いる方法とT.p.抗原を用いる方法に分けられ，これらの2種類を組み合わせて総合的に判断する（表E）．このうちカルジオリピンを抗原とする脂質抗原法（serological test for syphilis：STS法）は疾患活動性と相関する傾向にあり，経時的な測定が治療効果の判定に有効である．T.p.抗原法にはT.p.を抗原とするTPHA法やFTA-ABS法がある．特異性は優れるが，疾患活動性や治療効果と相関せず，一度陽性になると生涯陰性化することはない．

梅毒血清反応の解釈（表E）であるが，STS陰性，T.p.抗原法陰性では既往歴や臨床所見に異常がないときには梅毒は否定される．しかし，感染の初期には両者ともに陰性になるため，疑わしい場合には数週間おいて再検査を行う必要がある．STS法陰性，T.p.抗原法陽性は治療後の梅毒または高齢者に多い過去の梅毒が考えられる．STS法陽性，T.p.抗原法陰性は生物学的偽陽性反応（BFP）か梅毒の初期が考えられる．この場合にはFTA-ABSを行い，陽性であれば梅毒を考え，陰性であれば後日再検査を行う．STS法陽性，T.p.抗原法陽性は早期から晩期までの顕性梅毒もしくは梅毒治癒後の抗体保有者であり，STS法，T.p.抗原法の定量を行う．

STS法はかつてはRPRカードテストやガラス板法などの検査方法（倍数希釈法）で行われていた．しかしこれらは煩雑な用手的操作や目視による凝集反応の確認を要するため現在では自動分析器による自動測定が可能な方法（自動化法）が主流になりつつある．自動化法の試薬は複数種類が国内で承認販売されており，単位はR.U.，U，SU/mLと異なる．定量値に関しては数値自体の一致はみないものの相関性は高いとされており，梅毒の無症状病原体保有者の届出に関しては，現在，倍数希釈法では16倍以上，自動化法では16.0 R.U.，16.0 Uもしくは16.0 SU/mL以上のものとしている．ただし明らかな臨床症状のある顕性梅毒においては抗体価の値にかかわらず報告を行う必要がある．

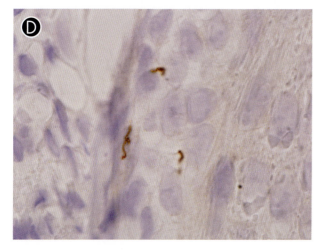

STS法	T.p.抗原法	結果の解釈
＋	－	生物学的偽陽性（BFP） 稀に梅毒感染初期
＋	＋	梅毒（早期～晩期，再感染を含む） 梅毒治癒後の抗体保有
－	＋	梅毒治癒後の抗体保有 T.p.抗原法の偽陽性
－	－	非梅毒 稀に梅毒感染初期

E 梅毒血清反応の解釈

3. 病理組織学的所見

病期により多少異なるが，内皮細胞の腫大を伴う血管の増生と，多数の形質細胞を混ずるリンパ球の密な血管周囲性細胞浸潤を特徴とする（図❻）．

VI. 治療

本邦における治療指針として，日本性感染症学会のガイドラインが推奨される[9]．現在までT.p.のペニシリン耐性化が未知であるため，有効性が高いペニシリンを原則として第一選択とする．通常，経口合成ペニシリン剤（500 mg×3/日）を投与するが，投与期間は第1期では2～4週間，第2期では4～8週間，第3期以降では8～12週間を必要とする．ペニシリン・アレルギーの場合は塩酸ミノサイクリン（100 mg×2/日）などを用いる．副症状として治療開始の数時間後に39℃前後の高熱，悪寒，発疹の増悪などがみられることがあり，Jarisch-Herxheimer現象と呼ばれ，早期梅毒で比較的高頻度で生じる．治療効果の判定は，梅毒の治療効果がSTS法の抗体価と相関することから，定量結果が8倍以下となること，もしくは加療前の抗体価の1/4以下となることが指標となる．

VII. おわりに

梅毒は近年急速に増加しつつある．性活動の多様化と，それに伴う病型の多様化が進むとともに，HIV感染との混合感染を中心とした早期顕性梅毒も増加する可能性がある．その特徴を理解するとともに今後の発生状況には十分な注意が必要である．また梅毒患者の約20%

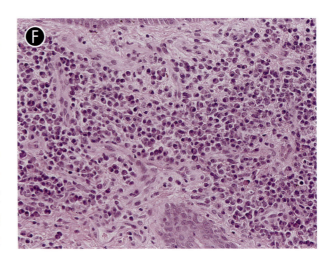

に他のSTIの重複感染を認めるとの報告もあるため[10]，HIV感染症も含めたさまざまなSTIの合併を念頭に置き，重複感染のスクリーニングを行う必要がある．

文　献
1) 岡本昭二：医学のあゆみ 131：895, 1984
2) 津上久弥ほか：皮膚臨床 34：1321, 1992
3) 小野文武ほか：MB Derma 125：17, 2007
4) 小野文武ほか：日性感染症会誌 16：118, 2005
5) Parker SR et al：Int J Infect Dis 18：104, 2014
6) 大野貴司：臨皮 65：70, 2011
7) 遠藤知之ほか：日本エイズ学会誌 15：113, 2013
8) 日本性感染症学会：日性感染症会誌 22：48, 2011
9) Buffet M et al：J Invest Dermatol 127：2345, 2007
10) 松田光弘ほか：日性感染症会誌 25：57, 2014

■第2部 各論（アトラス）

1 梅毒
2. 初期硬結 川瀬 正昭, 江藤 隆史

36歳, 男性. 亀頭部に大豆大の硬い結節を認める.

初期硬結は, 皮膚粘膜から感染後, 3〜90日, 平均3週間の潜伏期のあと, 感染した局所に *Treponema pallidum* が増殖し, 軟骨様の硬さを有する無痛性の硬結として出現する[1]. 多くは単発であるが, オーラルセックスによるものでは多発する. 男性では冠状溝, 包皮内板, 陰茎に, 女性では陰唇, 子宮膣部に出現することが多い[1].

文献　1) 今田吏津子ほか：臨皮 42：383, 1986

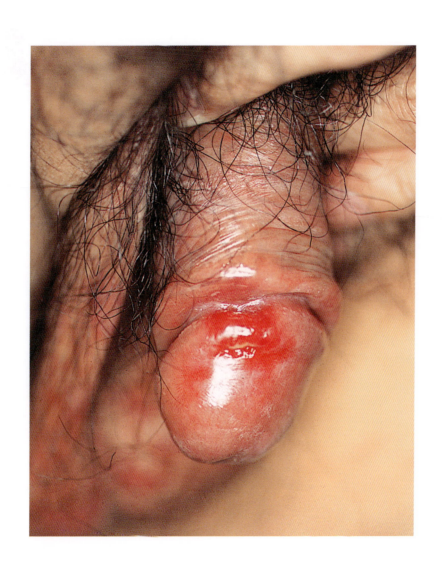

1 梅毒
3. 硬性下疳
川瀬 正昭, 江藤 隆史

72歳, 男性[1]. 陰茎包皮に拇指頭大の硬く触れる腫瘤を認め, 表面はびらんを形成, 鼠径部には無痛性のリンパ節腫脹を認めた. 来院時の採血で, TPHA 640倍, RPR 32倍だった.

硬性下疳は初期硬結が潰瘍化したものであるが, 疼痛はない. 近年, 性行為の多様化に伴い口腔内や咽頭, 頸部を含めた外陰部以外の発生例や多発例, 最初から硬性下疳として発症する例が増加している[2〜5]. 疼痛がないため気づかぬうちに第2期へ移行する例もある. 発生部位や二次感染の有無によりさまざまな外観を生じうることから詳細な問診が必要である.

文献
1) 土屋知子, 江藤隆史: J Visual Dermatol 1: 950, 2002
2) 杜 一原ほか: 皮膚病診療 21: 581, 1999
3) Miller RL: Arch Dermatol 108: 727, 1973
4) Miller RL: Br J Vener Dis 50: 459, 1974
5) 伊東秀記ほか: クリニカルプラクティス 26: 312, 2007

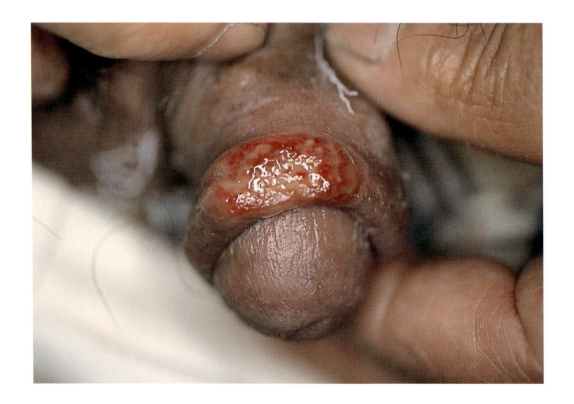

1 梅毒
4. 無痛性横痃　伊藤 周作

　45歳, 男性[1]. 初診の3週間前より陰茎冠状溝付近に痛みを伴わない腫脹, びらん (硬性下疳) が出現 (図Ⓐ). 図Ⓑ丸印の左鼠径部に, 鳩卵大までの腫脹したリンパ節の集塊を触れ, 圧痛はごく軽度であった. 反対側の鼠径部リンパ節も同様に腫脹していた (無痛性横痃). 梅毒血清反応陽性. アモキシシリン投与にて約3週で硬性下疳は消褪した. 投薬は3週間で終了し, リンパ節の腫脹も2カ月ほどで消失した.

　初期硬結, 硬性下疳に伴う所属リンパ節の腫脹は通常痛みがなく, 無痛性横痃と呼ばれ両側性に生じる. 下疳のみで横痃を伴わない場合や, 逆に横痃のみのこともある. 片側性で痛みの強い鼠径部リンパ節腫脹であれば軟性下疳を考える必要がある.

文献　1) 伊藤周作, 大原國章：J Visual Dermatol 4：368, 2005

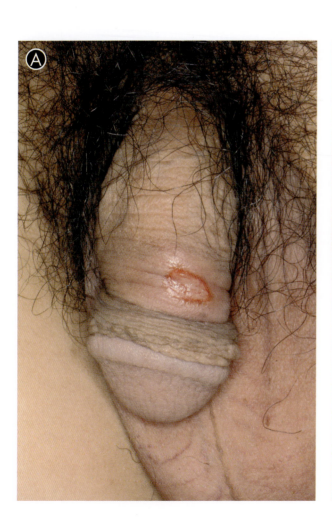
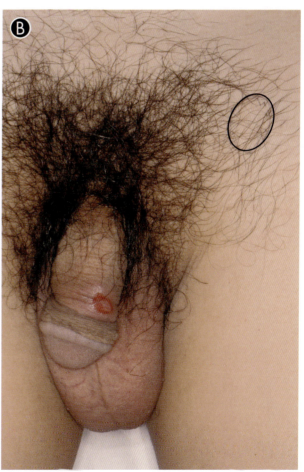

1 梅毒
5. 梅毒性ばら疹（斑状梅毒疹） 三石 剛

　梅毒感染後約3カ月から3年にかけて梅毒Ⅱ期疹が出現する．この期間に多彩な梅毒特異的な皮疹が生じる．梅毒性ばら疹は第Ⅱ期のもっとも早い時期にみられる症状で持続性ではなく，数日ないし数週間といった一過性に生じるため見過ごされることが多い．ときにばら疹は再発疹としてみられるが，早発疹と比べやや大型の斑である．臨床的に躯幹と四肢の屈側に爪甲大までの播種状の淡い紅斑が出現し，発熱，関節痛，リンパ節腫脹が併発，先行することがある．注意すべき点は，梅毒性ばら疹を薬疹と誤診することである．詳細な問診，血清学的診断と臨床的観察から見逃してはならない疾患の一つである．

　症例1は30歳，女性．胸部から腹部にかけて淡紅斑が不規則に散在．初診の8年前，右上部に薔薇の刺青を入れた（図Ⓐ）．背部から腹部にかけて同様の皮疹を認める（図Ⓑ）．直径10mm程度までの不整形淡紅斑が不規則に散在．癒合傾向はない（図Ⓒ）．

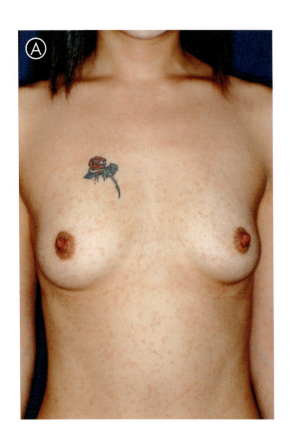

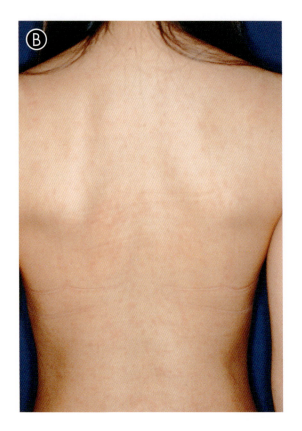

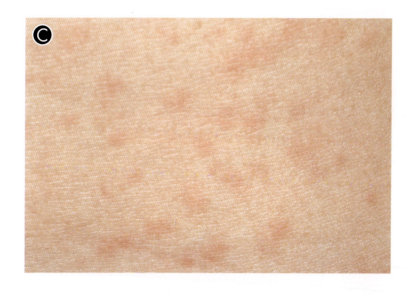

症例2は30歳，男性．HIV陽性のMSMであり，胸部から腹部にかけて淡紅斑が不規則に散在してみられる（図D）．HIV陽性患者では複数のSTIが生じるのを念頭に置く必要がある．

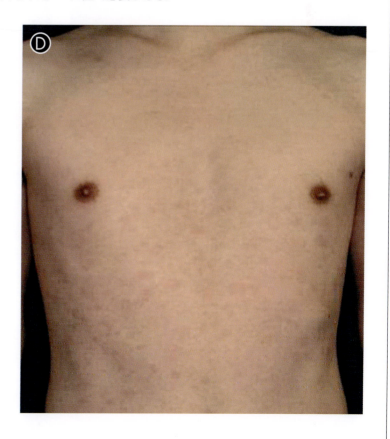

梅毒
6. 丘疹性梅毒① 小野 文武

　51歳，男性．48歳時にHIV感染が判明し，抗HIV療法中．約2カ月半前に風俗店での性交渉歴あり．体幹を中心に自覚症状に乏しい小豆大までの暗紅色丘疹が多発（図🅐）．陰囊，陰茎には大豆大のゴム様硬の丘疹を多発性に認めた（図🅑）．ガラス板定量128倍，TPLA定量22,100倍であり，丘疹性梅毒と考えられた．

　丘疹性梅毒は梅毒感染後約12週で出現し，第2期疹の中でもっとも多い病型である．この亜型として掌蹠に好発する梅毒性乾癬や肛囲に好発する扁平コンジローマがある．またHIV感染との混合感染は男性同性愛者を中心に近年著しく増加しており，その特徴として早期顕性梅毒が多く，治療後の再感染，再発も多い．当症例も再感染梅毒であった．

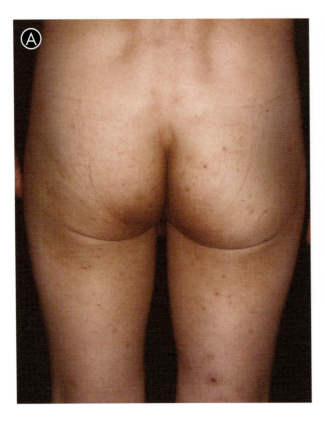

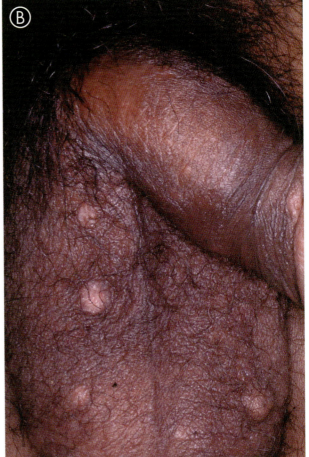

■第2部 各論（アトラス）

1 梅毒

6. 丘疹性梅毒② 膿疱性梅毒・梅毒性爪囲炎併発　小野 文武

39歳，女性．約2カ月前より頭部に丘疹が出現し，1カ月前より掌蹠に鱗屑性紅斑が出現した．頭部には痂皮を有する紅色丘疹が多発しており，一部は膿疱を伴う（図Ⓐ）．手掌，手関節には鱗屑性紅斑，丘疹がみられる（図Ⓑ）．また左手指には爪囲炎を伴った（図Ⓒ）．梅毒血清反応はガラス板32倍，TPHA 1,280倍であり，膿疱，爪囲炎など，多彩な病型を呈した丘疹性梅毒と考えた．

丘疹性梅毒は梅毒2期疹の典型的症状であり，感染後約12週で生じる．小豆大〜豌豆大の赤褐色丘疹を呈し，体幹に好発するが，顔面，四肢にも生ずる．稀に丘疹性梅毒が膿疱を形成し，膿疱性梅毒となることがある．梅毒性爪囲炎は稀な梅毒2期疹であるが，疼痛を伴い，進行すると爪下膿瘍を形成し，爪甲の脱落を伴うことがある．

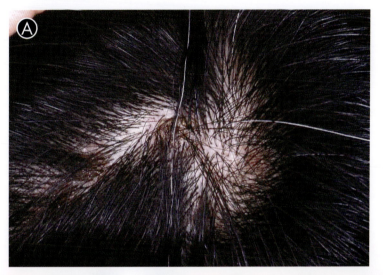

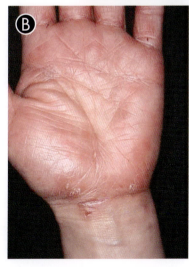

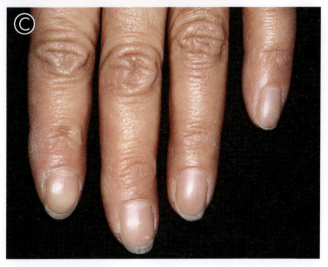

■第2部 各論（アトラス）

1 梅毒
7. 梅毒性乾癬　小野 文武

　29歳，男性．約3カ月前より手掌，足底に皮疹が出現した．手掌（図Ⓐ）および足底（図Ⓑ）に径10〜20 mm大の浸潤を触れる癒合傾向のある鱗屑性紅斑が多発している．また両手指関節を中心に雲母様鱗屑を有する浸潤性紅斑がみられる（図Ⓒ）．ガラス板法256倍，TPHA 645倍と高値であり，梅毒性乾癬と診断．

　梅毒性乾癬は第2期梅毒の代表的症状であり，角層の厚い掌蹠に生じた丘疹性梅毒のうち，鱗屑を伴い乾癬様の皮疹を呈するものを指す．皮疹は赤褐色の紅斑として初発し，経過とともに浸潤を伴い，鱗屑を有するようになる．戦前には比較的稀な症状であったが，現在では梅毒2期疹のうち約20％を占める主症状である．

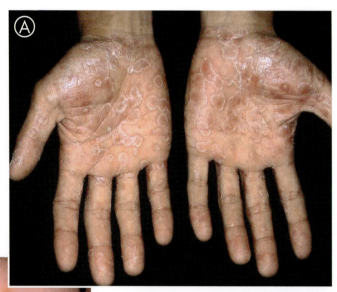

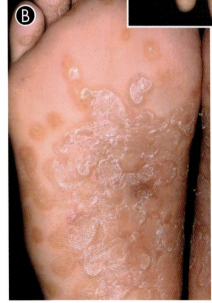

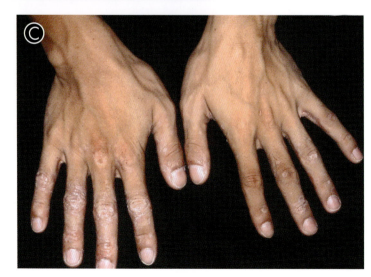

1 梅毒
8. 膿疱性梅毒　松田 光弘，小野 文武

　43歳，男性[1]．顔面，体幹部に紅色丘疹と小膿疱が存在し鱗屑，痂皮が付着している（図Ⓐ～Ⓓ）．発熱も伴っていた．梅毒血清反応はSTS 55.5 RU，TPHA 37.45 S/COであり，膿疱性梅毒と診断した．抗HIV抗体は陰性であった．

　膿疱性梅毒は第2期梅毒疹のなかでもまれな病型であり，顕性梅毒のうち約3％に認める[2]．発熱や倦怠感などの全身症状を伴い，丘疹で始まり数日のうちに膿疱化し，最終的には痂皮化する．

　栄養状態が不良で悪液質，貧血などを伴うときに膿疱性梅毒が発生しやすいとされる．また近年では，HIV感染症による細胞性免疫の低下に伴い膿疱性梅毒を呈したと考えられる症例の報告も散見される[3]．

文献
1) 松田光弘ほか：日本性感染症学会誌 25：57, 2014
2) 岡本昭二：医学のあゆみ 131：895, 1984
3) 宇都麗ほか：皮膚科の臨床 53：1814, 2011

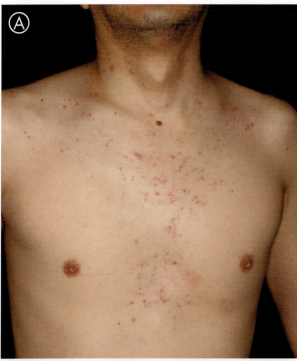
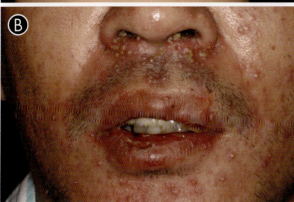
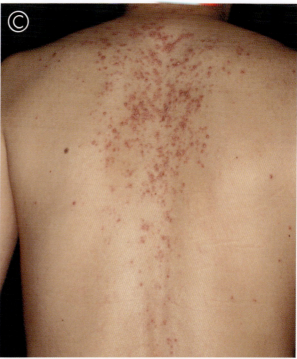
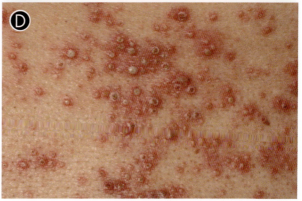

■第2部 各論(アトラス)

1 梅毒
9. 扁平コンジローマ 前川 武雄

　扁平コンジローマは第2期梅毒の臨床症状の1つで，陰嚢，陰唇，肛門周囲（図Ⓐ）などの間擦部位に好発し，稀に腋窩，乳房下部などにも出現する．湿潤した紅色の扁平隆起性丘疹として出現し，融合し台形状の結節をつくることも多い．多量のトレポネーマが存在し，感染性が高い．単独で生じることは少なく，他の第2期梅毒の発疹と同時にみられることがほとんどである．出現頻度は約5%といわれている．臨床的な鑑別疾患として，尖圭コンジローマ（図Ⓑ）やBowen病様丘疹症（図Ⓒ）などがあり，注意が必要である．

文献　1） 前川武雄, 大原國章：J Visual Dermatol 1：954, 2002

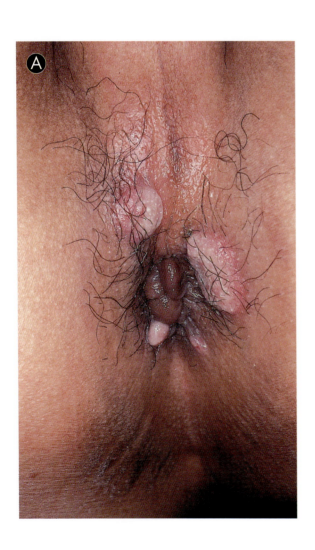

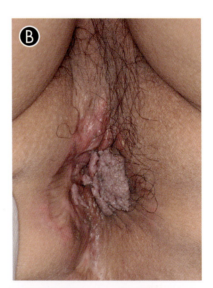

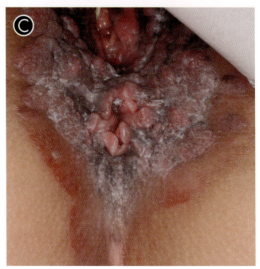

■第2部 各論（アトラス）

1 梅毒
10. 梅毒性粘膜疹 小野 文武

38歳，女性．舌側縁に乳白色を呈する粘膜斑（図Ⓐ）と下口唇粘膜に多発性のアフタ様の比較的浅い潰瘍がみられる（図Ⓑ）．粘膜疹は第2期疹として梅毒性ばら疹，梅毒性乾癬，扁平コンジローマなどを伴うことが多く，当症例でも掌蹠に梅毒性乾癬を伴った（図Ⓒ）．

粘膜疹の好発部位は舌，咽頭，扁桃であり，扁平に若干隆起し白～灰色を呈するため乳白斑といい，扁桃や軟口蓋の乳白斑が対称的に拡大融合した特徴的な形態はbutterfly appearanceと呼ばれ，粘膜疹のなかでも特徴的な所見とされる．自覚症状として痛みは軽度であり，ペニシリンの投与で容易に症状が消失することが多い．

文献 1) 小野文武ほか：MB Derma 125：17, 2007

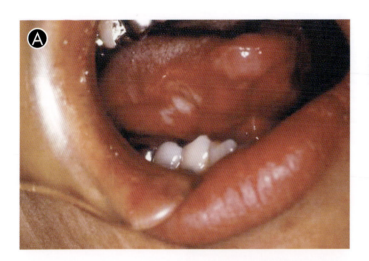
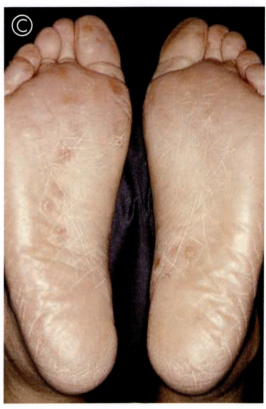
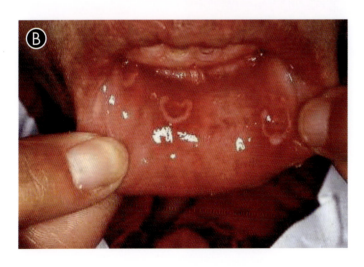

1 梅毒
11. 梅毒性脱毛　辛島 正志

　症例1は20歳代，男性．数週前から両側の眉毛の脱毛，続いて頭髪の脱毛が出現．初診時，両側眉毛の脱毛と頭髪のびまん性脱毛をみた（図Ⓐ～Ⓔ）．梅毒血清反応は高値陽性．アンピシリン（ABPC）1,500 mg/dayを4週間内服．内服後，脱毛の進行は停止し，3カ月後には頭髪は回復．その後やや遅れて眉毛も正常に復した．

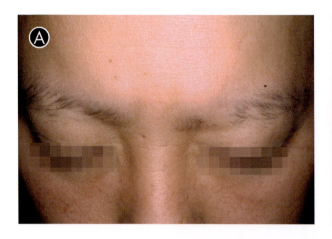
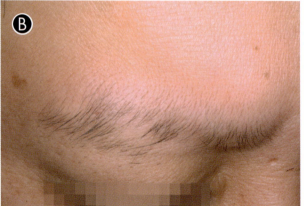
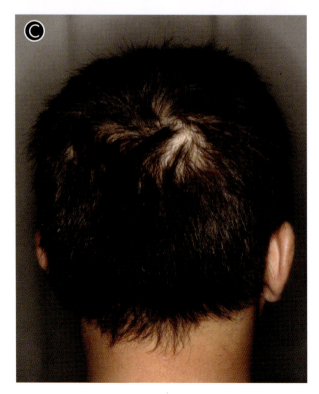

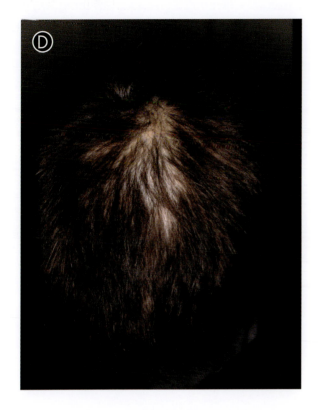
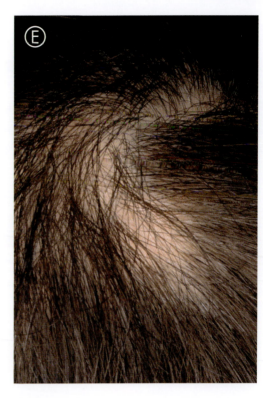

1 梅毒

11. 梅毒性脱毛

　症例2は30歳代，男性．数週前から両側の眉毛の脱毛があり，その後頭髪の脱毛が出現．初診時，両側眉毛の脱毛と頭髪全体の脱毛を認めた．脱毛巣は小斑状であり，不規則に分布．頭皮に紅色丘疹をみる（図❻〜❽）．梅毒血清反応は高値陽性．ABPC 1,500 mg/dayを4週間内服．3カ月後頭髪は回復，その後眉毛も回復した．

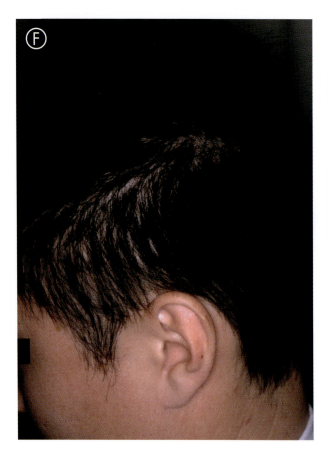

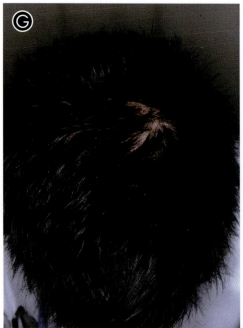

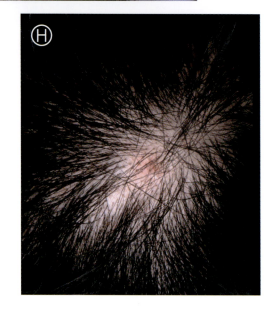

梅毒
12. 梅毒性アンギーナ 水岡 慶二

症例[1])は30歳，男性．自由業．

両側扁桃に一致して，境界鮮明な発赤の強い粘膜斑があり，その周辺ならびに口蓋垂にも発赤が及んでいる．毛細血管の拡張が顕著である．本人の訴えによると，1週間ほど前より嗄声が続いていた．

来院時の主訴は頭髪のびまん性脱毛であるが，上背部には小豆大までの小丘疹性梅毒疹がみられ，肛囲9時の位置には，示指頭大の扁平コンジローマも認められた．この刺激漿液中には *T. pallidum* が検出された．頭髪は後頭部から両側頭部にかけてまばらに脱毛している．

感染後約6カ月を経過したと推定される，多彩な症状を呈した第2期梅毒である．

文献　1) 水岡慶二：VD 54：3, 1973

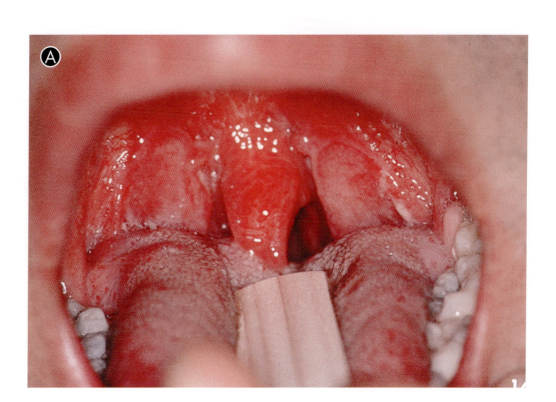

1 梅毒
13. 多形紅斑　小野 文武

　52歳，男性．約3カ月前より手掌に軽い瘙痒を伴う紅斑が出現し，湿疹として加療されていたが，掌蹠に紅斑の新生が続き受診．薬剤内服歴はない．手掌（図Ⓐ），足底（図Ⓑ）に境界明瞭な滲出傾向を伴う紅斑が多発．梅毒血清反応はSTS 622倍，TPHA 31,213倍，抗HIV抗体は陰性で，多形紅斑を呈する第2期梅毒と診断．ペニシリン投与開始し，皮疹は速やかに軽快した．

　多形紅斑を呈する梅毒の報告は稀であり，その多くでHIV感染を合併することが知られる．一方，非HIV感染例では皮疹部の免疫染色でトレポネーマを認めた報告があり，病原体に対する宿主の免疫反応の差異が皮疹の形態的特徴に関与していると考えられる．

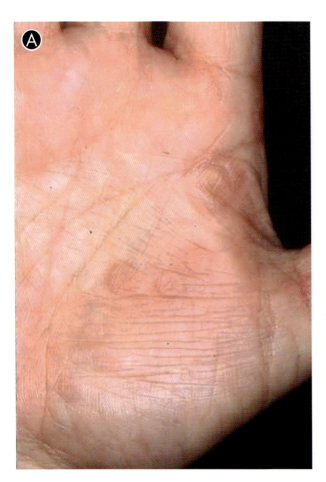

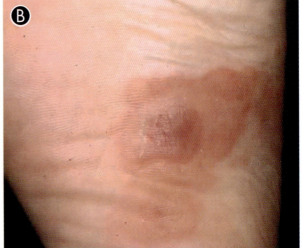

■第2部　各論（アトラス）

1 梅毒

14. 結節性梅毒① 梅毒2期疹における結節性病変　小野 文武, 名嘉眞 武国

41歳，女性．約3カ月前より顔面，手掌に丘疹が多発性に出現し，消褪と新生をくり返した．顔面に大小不同の丘疹，結節を認め，左頰部には径22 mm大の暗赤色調結節を認め，中央は壊死し陥凹している（図A）．鼻孔部には浸潤性紅斑を認め（図B），肛囲には扁平コンジローマを伴った（図C）．梅毒血清反応はSTS 32倍，TPHA 4,490倍，抗HIV抗体は陰性だが，クラミジア感染症の合併がみられた．また組織内染色で左頰部の結節および扁平コンジローマよりトレポネーマが検出された．

結節性梅毒は第3期梅毒に分類されるが，第2期梅毒でも結節性病変を形成することがときにあり，全身症状の重篤な悪性梅毒やHIV感染との混合感染で結節，潰瘍を呈することが知られる．

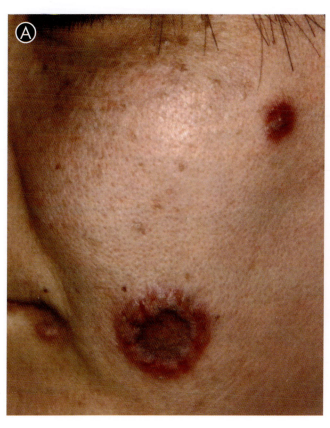

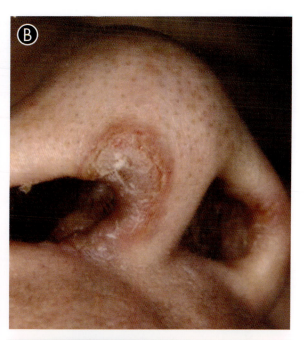

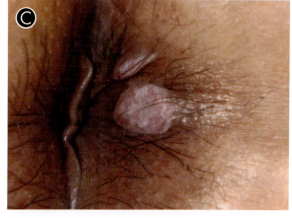

1 梅毒
14. 結節性梅毒② 肉芽腫性炎症を伴う梅毒2期疹　執行 あかり，今福 信一，桐生 美麿

52歳，男性[1]．8カ月前に性交渉歴あり．1カ月程前から四肢，軀幹に軽い瘙痒を伴う紅斑が出現し，頸部などに拡大．皮疹は鱗屑を伴う浸潤性暗赤色紅斑で，表面は一部顆粒状で，丘疹も混じていた（図A）．右手背の浸潤性紅斑（図B）からの生検標本では，真皮全層にわたる大小の類上皮肉芽腫がみられ（図C），少数のリンパ球とLanghans型巨細胞がみられた．乾酪壊死なし．また，血液検査にて，*Treponema pallidum*（TP）latex immunoassay陽性，ガラス板法高値．組織でのTPは陰性．血清学的所見，病理組織像および治療経過より第2期梅毒と診断した．肉芽腫性炎症は第3期のみならず第2期でも同様にみられる．

文献　1）田代あかり ほか：西日皮膚 68：266, 2006

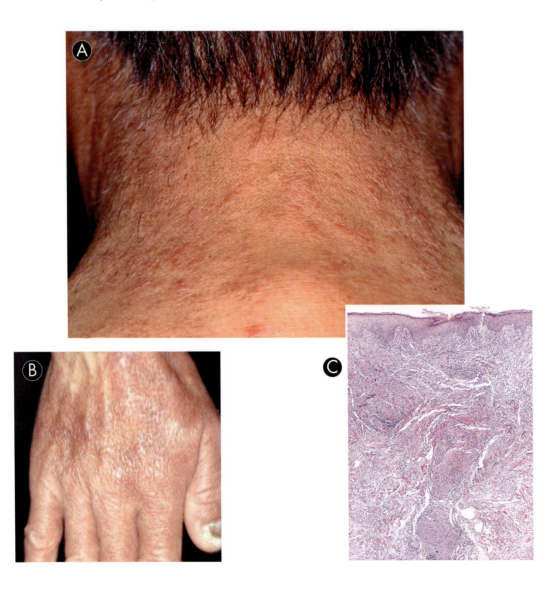

■第2部 各論（アトラス）

1 梅毒
15. 梅毒性ぶどう膜炎　田口 千香子

　梅毒性ぶどう膜炎は，第2期以降梅毒の約5％程度であり，比較的まれな疾患であるが，多彩な眼症状を呈する．ぶどう膜炎の鑑別疾患として，常に考慮すべきである．

　虹彩毛様体炎，網脈絡膜炎（網膜滲出斑・網膜出血・網膜血管炎［図Ⓐ，Ⓑ］），硝子体混濁（図Ⓐ），また視神経炎を合併することも多い．網脈絡膜炎の治癒後に，網脈絡膜の色調が粗糙な（ごま塩状）眼底所見（図Ⓒ）を呈することもある．

　治療は，ペニシリンによる駆梅療法が第一選択であるが，副腎皮質ステロイド薬の点眼さらに全身投与を行う場合もある．近年では，全身症状を伴わない梅毒性ぶどう膜炎や，HIVに合併した症例も散見されている．

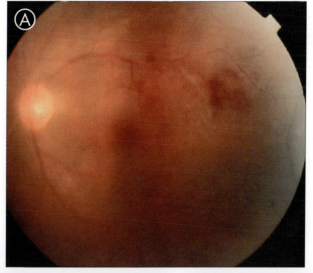

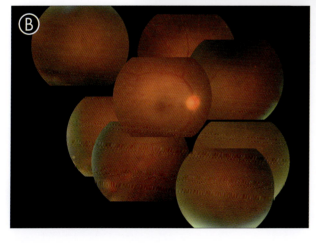

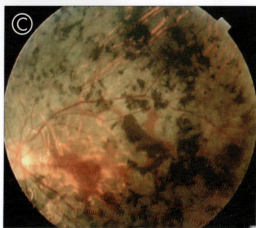

梅毒

16. 先天梅毒① ハッチンソン歯　水岡 慶二

症例[1]は16歳，男性．学生．

永久歯の上顎中切歯2本が小さく，ビール樽形を呈し，歯冠は下方から楔状に切れ込みがある．晩発性先天梅毒にみられる典型的なハッチンソン (Hutchinson) 歯と考えられる．

父 (45歳)，母 (46歳) の2人には梅毒に罹患して，駆梅療法を受けたという既往歴がある．本人は幼少時より夜盲症があり，視力低下亢進のため眼科を受診し，先天梅毒性網脈絡膜萎縮 atrophia retinochorioidea e lue congenita と診断された．視力は，右0.7，左0.3，眼底検査で網膜と脈絡膜の萎縮が認められ，周辺の動脈は白線化しており，Sidler-Huguenin の分類でⅡ～Ⅲである．

文献　1) 水岡慶二：VD 54：39, 1973

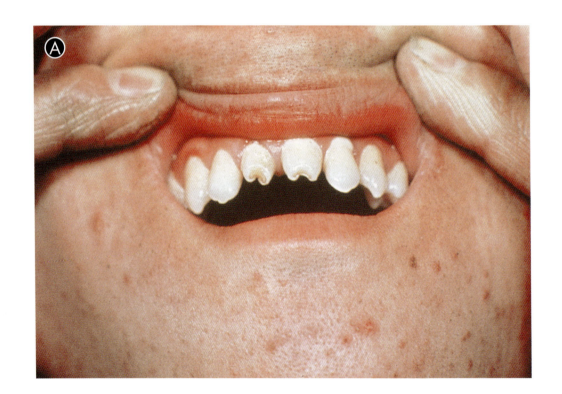

■第2部　各論（アトラス）

1 梅毒
16. 先天梅毒② 経胎盤感染　小島 弘敬

　1999年，25歳，経妊0，経産0の知的障害者の女性．妊娠を認識せぬまま，公衆トイレで体重1,035g，在胎25週相当の胎児，胎盤を娩出したのち病院に搬送された．胎盤340g．児体重・胎盤比0.33と高値，著明な絨毛羊膜炎（図Ⓐ，Ⓑ）．

　児は腹部膨満著明．肝腫大（図Ⓒ），脾腫大，貧血．「しわだらけの，腹部膨満した青白く小さな老人」と形容される先天梅毒児の所見．X線にて梅毒性骨軟骨炎（図Ⓓ）．日齢1にくも膜下出血．日齢17に死亡．父，母，児いずれも梅毒抗体陽性（表Ⓔ）．

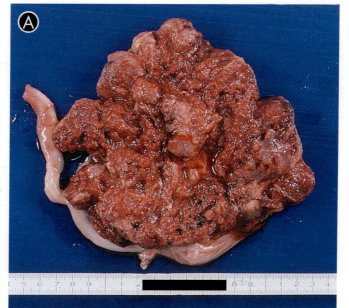

梅毒は男女間，母子で感染し，脳，骨，血管などに症状がおよぶ全身性，持続性の疾患である．モーパッサン，ハイネ，ベルレーヌ，ニーチェなどの死因となったことは，ナポレオン3世の淋菌後性尿道狭窄とともにSTIの全社会層への浸透を示す．ペニシリンの卓効で脊髄癆，膿梅毒，進行麻痺は開発国では稀となった．

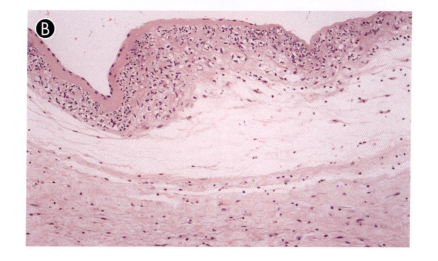

1 梅毒

16. 先天梅毒② 経胎盤感染

妊婦が妊娠中に梅毒に感染し無治療の場合，児は経胎盤感染して50%死産，50%先天梅毒となる．梅毒トレポネマには，最近の欧米でのアジスロマイシン耐性以外には現在まで薬剤耐性の増加は知られず，梅毒抗体検出が徹底する日本では，妊婦の抗体陽性率0.17%，献血抗体陽性率0.2%と，いずれも1950年代の1/100以下となっている．妊婦の99%は母子手帳交付に伴い梅毒抗体検査が実施されているが，検査なしの分娩では本症が生じ得る．感染妊婦もペニシリン治療が行われれば健児出産が可能である．

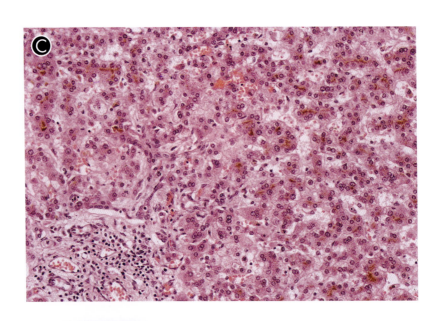

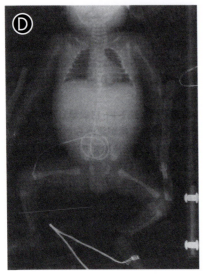

E 患児と父母の抗体検出

	新生児	母	父
RPR	32	128	128
TPHA	320	5,120	5,120
TPHA IgM	8	2	2
TPHA IgG	4	4	8
FTA-ABS	+	+	+
クラミジア抗体		+	
HSV抗体		+	

数字の単位は（倍），＋は陽性を表す．

■第2部 各論（アトラス）

1 梅毒
17. 口唇梅毒　小島 弘敬

　21歳男子医学生．1992年，ソープランドでの数回のセックスの約1カ月後，上口唇に小豆大の硬結を自覚．硬結は潰瘍となり，10日後に右頸部リンパ節腫大を生じて来診．単発性，境界鮮明，無痛性，非化膿性の浅い潰瘍（図❹）．潰瘍底はやや硬い．右顎下腺後方に拇指頭大，非可動性で軽度圧痛あるリンパ節腫大（図❻）．口腔内に潰瘍など異常を認めず．白血球数5,600，CRP陰性．RPR（3+），FTA-ABS（+），緒方法80倍，TPHA 80倍．バイシリン120万単位3週間投与．

　服薬開始後1週で潰瘍消失．3週間後RPR（1+），緒方法10倍，TPHA 80倍．梅毒の初期病変は性器外にも生じる場合があり，無治療でも消失し，治癒と誤認しうることに注意を要する．

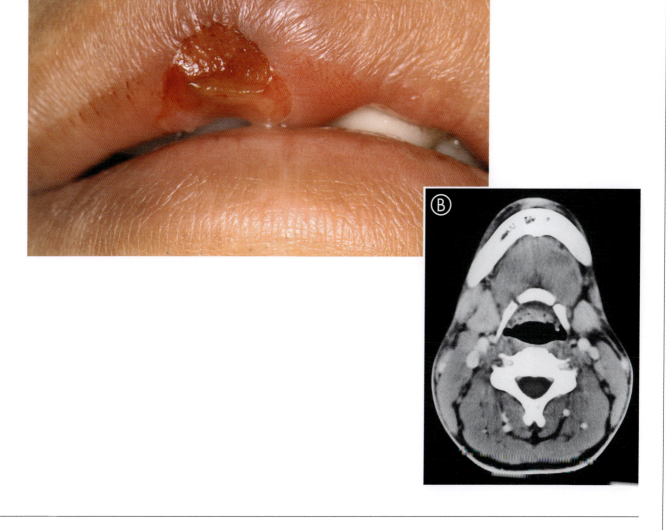

■第2部　各論（アトラス）

2 淋菌感染症
1. 淋菌感染症の診断と治療
作間 俊治，田中 正利

I．はじめに

淋菌感染症（gonococcal infection）は淋菌（*Neisseria gonorrhoeae*）による感染症で，淋病または淋疾ということもある．性感染症の代表的疾患であり，臨床的には主に男性の尿道炎と女性の子宮頸管炎をおこす．

II．病原菌と感染様式

淋菌は1879年にNeisserによって発見された．腎形またはそら豆形のグラム陰性双球菌で，髄膜炎菌などとともにナイセリア属に属している．高温に対しても消毒薬に対しても抵抗力が弱い．そのため，間接伝染は少なく，ほとんどが性交あるいは性交類似の行為による直接感染である．また近年，オーラルセックスの一般化により，咽頭への感染が増加している．また，産道感染から新生児に結膜炎をおこすこともある．

III．診断

1．男性の淋菌性感染症

男性の淋菌感染は通常，急性尿道炎として発症する．2日から7日の潜伏期の後，突然に排尿痛および外尿道口よりの排膿（膿性分泌物）を生じる（図Ⓐ）．陰茎の診察は，他の性感染症や亀頭包皮炎との鑑別に必要である．分泌物が少量のときは尿道を陰茎腹側から外尿道口に向かって圧迫することにより分泌物が得られる．淋菌性尿道炎の場合，分泌物は多量で直近の排尿から30分もすれば外尿道口に膿性分泌物がみられる．一方，非淋菌性尿道炎では少量のことが多い．分泌物は外尿道口を直接スライドグラスに当てて標本を作る（スタンピング法，図Ⓑ）か，または分泌物を綿棒で採取しスライドグラスにうすく塗抹する．

尿道分泌物を直接塗抹して鏡検することにより，白血球に貪食されたグラム陰性双球菌が認められれば，淋菌感染症と診断できる（図Ⓒ）．初尿（出始めの尿）の沈渣の顕微鏡検査においても，多数の白血球とともに淋菌が検出できる．ただし，グラム陰性球菌が確認されない場合でも淋菌感染症が否定されるわけではない．尿道分泌物を培養することにより淋菌が同定でき，薬剤感受性試験がなされる．淋菌は温度変化や乾燥などに抵抗力が弱いため，検体は採取後直ちに培地に接種する必要がある．培養には，ヘモグロビン入りの培地を利用する．一般培地としてはチョコレート寒天培地やGC培地などが，選択培地としてはThayer-Martin培地などがある．

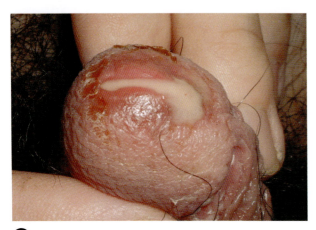

Ⓐ　外尿道口からの排膿
黄白色膿性の分泌物を認める．

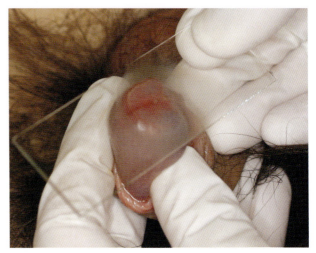

Ⓑ　スタンピング法
スライドグラスを直接外尿道口に押し当てて標本を作製．

培養には適度の温度(35〜37℃)，炭酸ガス(3〜10%)，湿度が必要である．

また，淋菌感染症の15〜30%にクラミジア・トラコマチス感染症を合併するといわれているので，クラミジアの混合感染を検索するため，クラミジアに対する検査も必要となる．クラミジアは核酸増幅法(PCR法，TMA法やSDA法など)などで検出されるが，近年，クラミジアと淋菌を同時に検出できる商品が実用化されている．これらは，淋菌についても鏡検や培養検査よりも高感度でかつ特異性が高く臨床上有用であるが，薬剤感受性試験ができない点が問題となる．多くの核酸増幅法キットでは口腔内の非病原性ナイセリア属との交差反応がきわめて少なく咽頭感染の検査としても利用できる．

2. 女性の淋菌感染症

女性においては淋菌はまず子宮頸管炎をおこし，典型例では膿性帯下がみられるが，無症状のことも多い．淋菌は尿道へ感染し尿道炎をおこし排尿痛を生じることや，バルトリン腺炎，直腸炎をおこすこともある．子宮頸管に感染したのち，治療が遅れると，子宮内膜炎，卵管炎，骨盤腹膜炎(PID)に進展し，発熱，下腹部痛を呈する．子宮頸管分泌物のグラム染色鏡検をして，そこで多数の白血球とグラム陰性双球菌を発見すれば，淋菌性子宮頸管炎と診断できる．しかし，一般に女性の場合，混入する常在菌のため鏡検による淋菌の検出は感度が低く困難である．そのため選択培地を用いた培養同定法を行う必要がある．核酸増幅法による高感度の遺伝子診断も有用である．検体は腟鏡を用い，子宮頸管にスワブを挿入し採取される．淋菌とクラミジアの同時感染が少なくないため，クラミジアについての検査も同時に行うべきである．

3. 淋菌性咽頭炎

性器淋菌感染症の患者の咽頭から，男女ともにかなりの高頻度で淋菌が検出されることが報告されている[1]．これはオーラルセックスの一般化によるものと考えられている．咽頭の淋菌感染症は自覚症状および他覚所見に乏しいため，症状の乏しい淋菌性咽頭炎がオーラルセックスによって新たな感染源となって感染を広めていると推定されている．実際，オーラルセックスのみで感染する男性の淋菌性尿道炎の急増が報告されている．淋菌性咽頭炎は積極的に検査をしないと見逃してしまう恐れがある．他のナイセリア属に交差反応のない遺伝子増幅検査を用いることで，咽頭の淋菌の検出が容易になった．咽頭感染の検体は，検査キットにより異なるが，咽頭スワブや口腔内うがい液で検査が可能である．

Ⅳ．治療と予後

淋菌は薬剤耐性を獲得しやすい細菌である．近年，キノロン耐性淋菌がわが国をはじめ東アジアを中心に急速に増加し，最近では経口セフェム系薬剤にも耐性の淋菌が増加傾向にある．現在，もっとも有効な薬剤はセフトリアキソン，セフォジジム，およびスペクチノマイシンである．わが国では，それらを治療に用いた場合，ほぼ100%の治癒率が期待できる．経口セフェム系薬剤は，注射薬が使用できないときは用いてもよいが，その際は治療後に治癒判定のための検査が必要となる．図●に日本性感染症学会によるガイドライン[2]での推奨治療法を

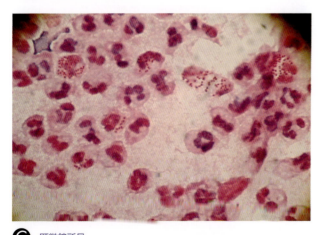

Ⓒ 顕微鏡所見
白血球に貪食されているグラム陰性双球菌がみられる．

2 淋菌感染症
1. 淋菌感染症の診断と治療

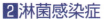

D 淋菌感染症の治療（性感染症診断・治療ガイドライン2011による推奨治療）

淋菌性尿道炎および淋菌性子宮頸管炎（①から③のいずれか）
① セフトリアキソン（CTRX：ロセフィン），静注／1g／単回投与
② セフォジジム（CDZM：ケニセフ），静注／1g／単回投与
③ スペクチノマイシン（SPCM：トロビシン），筋注／2g／単回投与

淋菌性精巣上体炎および淋菌性骨盤内炎症性疾患
① セフトリアキソン（CTRX：ロセフィン），静注／1g／単回投与
　重症度により，静注1日1g×1回，1～7日間
② セフォジジム（CDZM：ケニセフ），静注／1g／単回投与
　重症度により，静注1日1g×1～2回，1～7日間
③ スペクチノマイシン（SPCM：トロビシン），筋注／2g／単回投与
　重症度により，2g筋注3日後に，両臀部に2gずつ計4gを追加投与

淋菌性咽頭感染
① セフトリアキソン（CTRX：ロセフィン），静注／1g／単回投与
② セフォジジム（CDZM：ケニセフ），静注／1g／単回投与，または2g／単回投与，または静注1日1g×1～2回，1～3日間投与
（咽頭感染に対して，スペクチノマイシンの効果は劣るため使用すべきではない．）

播種性淋菌感染症
① セフトリアキソン（CTRX：ロセフィン），静注／1g×1回，3～7日間
② セフォジジム（CDZM：ケニセフ），静注／1g×2回，3～7日間

淋菌性結膜炎
① スペクチノマイシン（SPCM：トロビシン），筋注／2g／単回投与
② セフォジジム（CDZM：ケニセフ）＊，静注／1g／単回投与
③ セフトリアキソン（CTRX：ロセフィン）＊，静注／1g／単回投与
＊保険適応外

示す．本邦では2009年にアジスロマイシン2gの単回投与が保険診療で認められたが，アジスロマイシン耐性の報告や，アジスロマイシンでの治療失敗例の報告もみられるため，注意を要する．淋菌は薬剤耐性を獲得しやすいという特徴があるので，薬剤耐性の動向を監視し，最新の情報を得ることが重要である．

耐性菌をこれ以上蔓延させないためにも，注射薬による高用量の単回療法を普及させ，不完全な治療を極力避ける必要がある．また，治療後には7日以上の休薬期間をおいた後，淋菌陰性化の確認のために淋菌検出検査を行うことが望ましい．淋菌感染症は早期に確実に治療されれば後遺症もなく完治されるが，不完全な治療がなされた場合，慢性化することもあり，感染源となり感染者の増加をもたらす．慢性化した尿道炎は性交や飲酒で再燃する．また，きわめて稀であるが，敗血症や全身感染症となることもある．

なお，2015年の米国CDCのガイドライン[3]では，アジスロマイシンとセフトリアキソンの併用療法が推奨されている．淋菌の薬剤耐性の動向を考慮しながら，今後も推奨治療法は変更されていくものと考えられる．

淋菌感染症は性感染症ということからパートナーの検査と治療は必須である．とくに子宮頸管炎や咽頭炎は無症状のことが多いため，自覚症状がなくとも検査や治療を勧めなければならない．

 文献
1) 田中正利ほか：西日泌尿 64：324, 2002
2) 性感染症診断・治療ガイドライン2011年版．日本性感染症学会会誌 22　supplement：52, 2011
3) Sexually transmitted diseases treatment guidelines, 2015. MMWR Recommendations and report 64：60, 2015

■第2部　各論（アトラス）

2 淋菌感染症
2. 淋菌性尿道炎
作間 俊治，田中 正利

　尿道炎のうち淋菌によるものを淋菌性尿道炎とよび，淋菌が検出されないものを非淋菌性尿道炎という．鑑別点を表❹に示す．一般に淋菌性尿道炎のほうが症状は強く激烈である．

　症例は22歳男性．オーラルセックスを主なサービスとする性風俗店に行った後，3日後に排尿痛と尿道からの膿性分泌物の排出を主訴に受診した．外尿道口付近は赤くなっていた（図❸）．尿道分泌物の塗抹標本のグラム染色にて白血球に貪食されたグラム陰性双球菌が認められた（図❹）．培養同定結果は淋菌であった．初尿にも白血球とグラム陰性双球菌が認められた．淋菌性尿道炎と診断し，セフトリアキソン1g点滴静脈注射を行ったところ，速やかに症状は軽快した．なお，初診時の尿（初尿）のクラミジアPCR検査は陰性であった．

❹ 淋菌性尿道炎と非淋菌性尿道炎の比較

	淋菌性	非淋菌性（クラミジア性を含む）
潜伏期間	2〜7日	1〜3週
発症	急激	緩徐
排尿痛	強い	軽微
尿道分泌物	黄白色膿性	白色漿液性，粘液性
	多量	少量

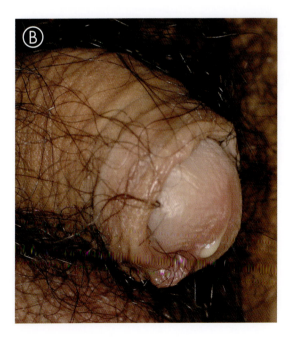

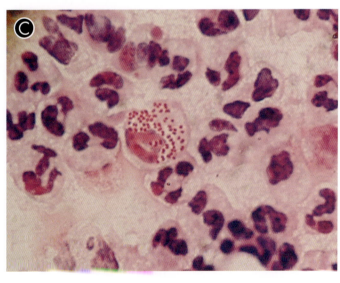

69

■第2部　各論（アトラス）

2 淋菌感染症
3. 陰茎部膿瘍　分田 裕順

　症例は43歳，男性．レボフロキサシンを内服したが，包皮の腫脹および陰茎腹側の腫瘤が3cm大まで増大したため入院（図Ⓐ）．充実性皮下腫瘤を疑い腫瘤摘出術を試みたが，壁の一部が破れ内容物が流出，壁を可及的に摘除したが術後7日目に創部自壊した（図Ⓑ）．病理組織は多数のリンパ球と一部好中球の浸潤を認め，炎症性肉芽組織との診断であった（図Ⓒ）．

　術後の初尿の淋菌（PCR）検査にて陽性，創部のスワブの淋菌（PCR）検査にても陽性であったため，淋菌性包皮膿瘍の診断にて，セフトリアキソン投与と創部の生食洗浄にて加療した．

　術後の問診にてcommercial sex workerによるオーラルセックスの際に，包皮の小裂傷から感染したと推察したが，尿道炎症状は呈しておらず，術前の診断は困難であった．

文献
1）濱砂良一，長田幸夫：宮崎医会誌 22：72, 1998

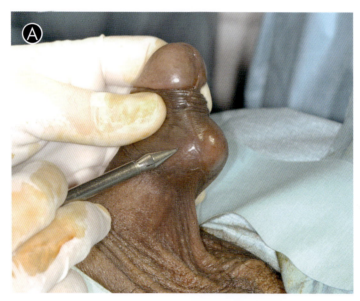

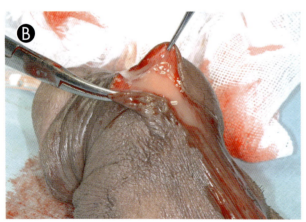

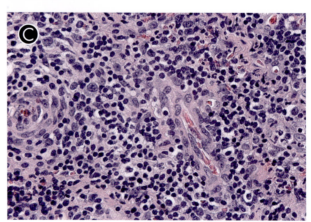

■第2部　各論（アトラス）

2 淋菌感染症
4. 淋菌性精巣上体（副睾丸）炎　小島 弘敬

1998年，15歳の中学生．1カ月前より膿性尿道分泌物，排尿痛の淋菌性尿道炎の典型的症状があったが，健康保険使用による周知への危惧などの問題から受診ができず，2日前左陰嚢内容物腫大，激痛，発熱を生じて母に伴われて来診．外尿道口に特徴的な膿性分泌物．左陰嚢内容は一塊となり手拳大に腫大，激痛あり．体温38.4℃，白血球数11,000，CRP 3.4．尿道スワブ検体の培養，PCRともに淋菌陽性．セフゾン3日間投与で分泌物消失．MRIにて左精巣上体，両側骨盤リンパ節の腫大著明（図❹）．血流シンチにて患側の血流増加著明（図❺❻）．

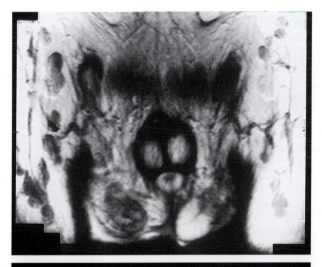
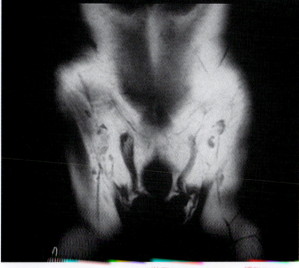

❹
上：淋菌性
下：クラミジア性

淋菌性とクラミジア性とは尿道炎，精巣上体炎の腫大，疼痛，血液シンチ所見の炎症症状に両者で大差があって重ならず分別容易である．両者ともに広汎が顕著なのは結膜炎，ともに軽微なのは咽頭炎である．

本症の腫大，疼痛は激しいが，単精単症の本症の治癒後，精管の自然再疎通で挙児した自験例がある．両側性での無精子症の後遺はクラミジア性に多い（→p.89参照）．

2 淋菌感染症

4. 淋菌性精巣上体（副睾丸）炎

若年者の精巣上体炎の起因菌は，腫大と疼痛との程度の順に淋菌，インフルエンザ菌，クラミジア，結核菌の4種である．アジスロマイシンは前3者に有効．単精巣症例に生じた本症の治療後，精管の自然再疎通で挙児した自験例がある．

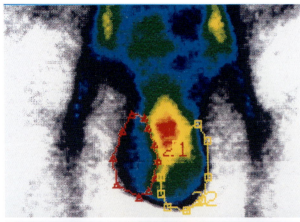
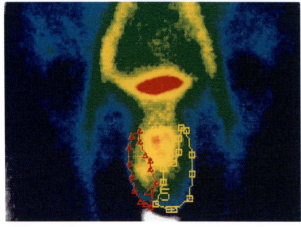

B 上：淋菌性
下：クラミジア性

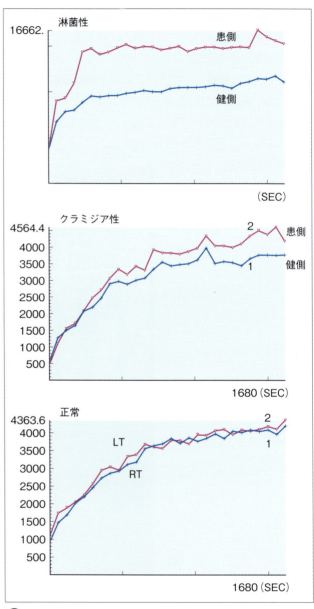

C 陰嚢部血流シンチグラム
上：淋菌性，中：クラミジア性，下：正常

■第2部 各論（アトラス）

2 淋菌感染症
5. 淋菌性子宮頸管炎　菅生 元康

　女性では淋菌感染パートナーとの性行為により，標的組織である子宮頸管部腺上皮または尿道粘膜上皮に感染する．したがって女性での基本疾患は子宮頸管炎または尿道炎である．頸管炎の症状は帯下の増量，下腹部痛などである．一般的にクラミジア性子宮頸管炎と比較して症状が激しいとされているが，無症候性感染者の存在も知られている．

　本症例は黄色帯下の増量と下腹部痛で受診し膿性頸管帯下が認められ（図❹），培養法で淋菌が同定された．子宮頸部の組織所見は炎症所見のみであったが（図❻），細胞診では扁平上皮細胞上に多数の双球菌の付着像が認められ，淋菌に特有な細胞診所見と考えられた（図❼）．

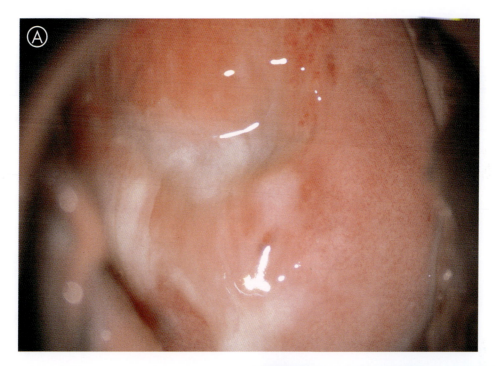

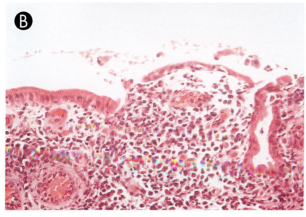

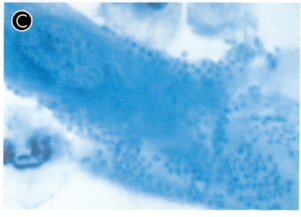

2 淋菌感染症
6. 淋菌性咽頭炎　小島 弘敬

　24歳，女性．パートナーに淋菌性尿道炎があり，本人には症状の自覚はなかったが勧められて受診した．子宮頸管と咽頭のスワブから淋菌が培養された．咽頭痛，発赤などの咽頭の自，他覚症状はまったくない（図Ⓐ）．

　淋菌は同質の円柱上皮が存在する尿道，頸管，結膜，咽頭に感染しうる．咽頭では他部位と異なり炎症症状を起こさない．尿道，頸管，結膜では膿性分泌物が必発するが，咽頭では無症状で菌量も少なく，コロニゼーションともされるが，感染源となり，現今，男性の淋菌性尿道炎の約半数は無症状の女性咽頭を感染源としている．

　化療による性器の淋菌の陰性化後にも同一株の淋菌が咽頭に残存する場合がある．SPCMは咽頭淋菌に100％無効で，CTRXは100％有効である．

　培養による検出は淋菌選択培地を必須とし，また経験を必要とする．遺伝子検出ではアプティマなど口腔常在ナイセリア属との交叉のない検出キットの使用が必須．

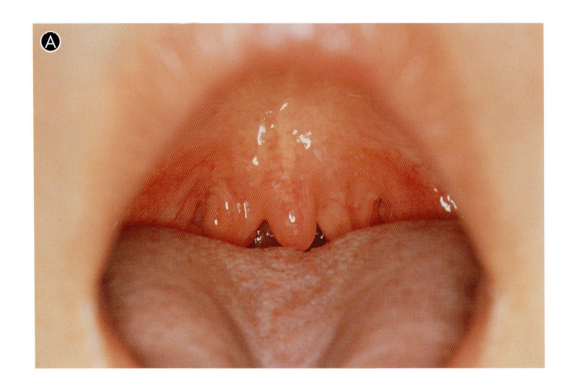

	咽　頭
男　性	29.4%
女　性	33.3%

Ⓑ　性器に淋菌感染症がある男性，女性の咽頭の淋菌陽性率
（日赤医療センター，1990年代）

■第2部　各論（アトラス）

2 淋菌感染症
7. 淋菌性結膜炎① 熊谷 直樹

　著明な結膜充血，結膜浮腫，大量の膿性クリーム状の眼脂（図Ⓐ），眼瞼浮腫を特徴とする化膿性結膜炎である．発症は急激であり，多くは両眼性で，ときに偽膜形成（図Ⓑ）を伴う．急速に進行して角膜穿孔を来す可能性があり，治療を速やかに開始する必要がある．

　迅速診断には塗抹検査での菌の検出（図Ⓒ）が有効であるが，淋菌は耐性菌が多く薬剤感受性の情報が重要なため，培養検査も必ず行う．抗菌剤の全身投与が第一選択である．セフトリアキソン（CTRX）静注，セフォジジム（CDZM）静注，スペクチノマイシン（SPCM）筋注が行われる．局所療法としてセフメノキシム（CMX）の頻回点眼も行う．ニューキノロン系抗菌剤は多くの場合無効である．

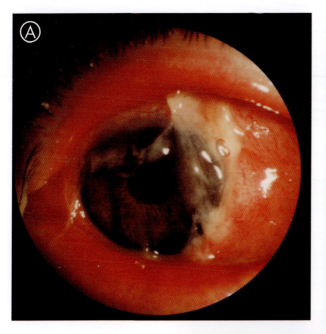
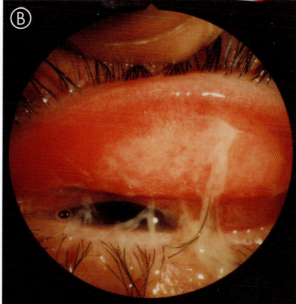
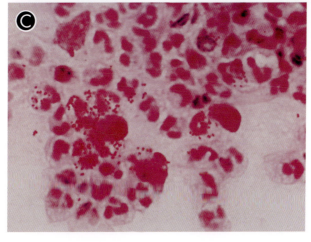

■第2部 各論（アトラス）

2 淋菌感染症
7. 淋菌性結膜炎② 小島 弘敬

　1986年，10歳，男児．右結膜の充血，腫脹，眼脂著明（図Ⓐ, Ⓑ）．眼瞼結膜．角膜中央部実質前層に点状の浸潤巣1カ所．CTにて右前眼窩部眼球周囲のhigh density area（図Ⓒ）．白血球数7,200，CRP（－）．眼窩蜂巣織炎として入院．眼脂，咽頭スワブ培養にてペニシリナーゼ産生淋菌を検出．セフメタゾールにて治癒．

　産道感染による新生児の本症は19世紀欧州の小児失明の最多原因で，全生下児の生下時硝酸銀点眼法（クレーデ法）で予防された．患児の父母の性器は淋菌陰性であったが，母の咽頭から同一の栄養型，血清型の淋菌が検出された．水道，タオルなどの衛生環境が良好な現在，性器の淋菌やクラミジアの眼瞼結膜への伝播の機会は減少し，本例でも感染は片眼にとどまっているが，産道感染以外の母児間の伝播は現在でも散発している．

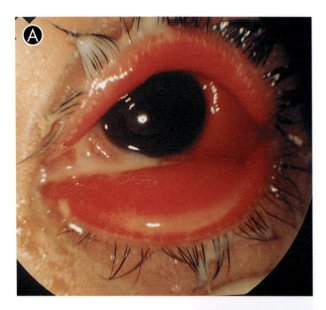

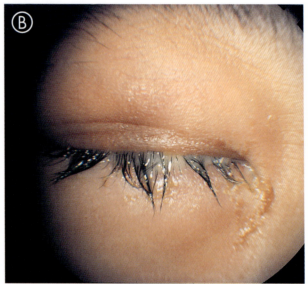

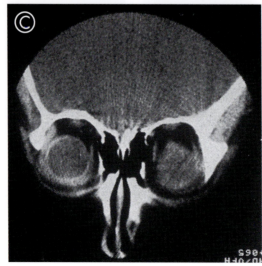

産道感染による本症防止に著効を示した「全新生児の生下時硝酸銀一回点眼法」の開発諸国での法定は，STIの社会各層への浸透を示す．現在，日本では新生児の結膜炎では淋菌性にくらべクラミジア性が多いため，クラミジアに有効な点眼薬使用が望ましい（→p.86 クラミジア新生児結膜炎 参照）．

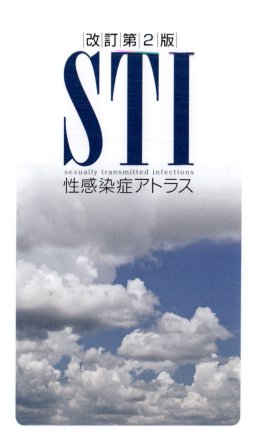

3 クラミジア感染症
1. クラミジア感染症の診断と治療
荒川 創一

I. はじめに

性器クラミジア感染症は，クラミジア（*Chlamydia trachomatis*）が性行為により感染し，男性では尿道炎と精巣上体炎を，女性では子宮頸管炎と骨盤内炎症性疾患を発症する．尿道や子宮頸管の感染は，分泌物など炎症症状が軽度で，自覚・他覚されないため，受診機会を欠いて長期感染が持続した結果，他者への感染源となる場合が多い．すなわち，男性，女性ともに無症状または無症候の保菌者が多数存在するため，無症候感染者を発見することが蔓延をくい止める最善の策である．

男性では，クラミジアによる尿道炎は非淋菌性尿道炎の約半数を占め，淋菌性尿道炎におけるクラミジアの合併頻度は20～30%である．男性におけるクラミジアの主たる感染部位は尿道で，尿道炎を放置すると，より深部の感染である精巣上体炎の原因ともなる．

女性のクラミジア性器感染症は，子宮頸管炎から上行性感染により腹腔内に至り，子宮付属器炎や骨盤内炎症性疾患（pelvic inflammatory disease：PID）を発症する．無症状でも卵管障害や腹腔内癒着を形成し，卵管妊娠や卵管性不妊症の原因となる．上腹部へ感染が広がると，急性かつ劇症の肝臓周囲炎（perihepatitis，かつてのFitz-Hugh Curtis症候群）を発症する．また，妊婦のクラミジア感染症は絨毛膜羊膜炎を誘発し，子宮収縮を促し，流早産の原因となることもある．分娩時にクラミジア感染があれば，産道感染により新生児結膜炎や新生児肺炎の発症に繋がることがある．

II. 症状と診断

1. 男性尿道炎

男性クラミジア性尿道炎は一般に，感染後1～3週間で発症するとされる[1]．淋菌性尿道炎と比較して潜伏期間が長く，発症は比較的緩やかで，症状も軽度の場合が多い[2]．男性尿道炎の分泌物の性状は，透明または白色の漿液性から粘液性で，量も少量から中等量と少なく，排尿痛も軽い場合が多い[2]．軽度の尿道瘙痒感や不快感だけの症例や，無症候例も少なくない．多くで初尿沈渣中に白血球を認める．

男性においても無症候感染が増加しており，約半数は無症状保菌者とされている．20代の無症状の若年男性における初尿スクリーニング検査で，クラミジアの陽性率は4～5%とする報告もある[3]．

男性のクラミジア検出法としては，初尿を検体とし，抗原検出法としてのEIA法によるIDEIA PCE *Chlamydia*法，核酸増幅法であるTMA（transcription mediated amplification）法，SDA（strand displacement amplification）法，real-time PCR法[4]（表Ⓐ）が国内では使用可能である．男性尿道炎において，このように高感度の検査法が使用できることから，感染時期や治療効果を反映しない抗体検査法は診断に用いない．

	TMA法	SDA法	Taqman PCR法	Real-time PCR法
製品名	アプティマ Combo2 クラミジア/ゴノレア	BD プローブテック クラミジア・トラコマチス ナイセリア・ゴノレア	コバス4800システム	アキュジーンm-CT/NG
検体の種類	男性尿道擦過物・子宮頸管擦過物・尿・咽頭擦過物	男性尿道擦過物・子宮頸管擦過物・尿・咽頭擦過物	尿・子宮頸管擦過物・咽頭うがい液	男性尿道擦過物・子宮頸管擦過物・尿・腟擦過物
ターゲット	rRNA	DNA	DNA	DNA

Ⓐ クラミジア核酸検出法（増幅法）

	薬剤名	投与方法（経口）[8, 11〜14]
1	アジスロマイシン（ジスロマック®）	1,000 mg×1/日，1日間
2	アジスロマイシン（ジスロマックSR®）	2g×1/日，1日間
3	クラリスロマイシン（クラリス®，クラリシッド®）	200 mg×2/日，7日間
4	ミノサイクリン（ミノマイシン®）	100 mg×2/日，7日間
5	ドキシサイクリン（ビブラマイシン®）	100 mg×2/日，7日間
6	レボフロキサシン（クラビット®）	500 mg×1/日，7日間
7	トスフロキサシン（オゼックス®，トスキサシン®）	150 mg×2/日，7日間
8	シタフロキサシン（グレースビット®）	100 mg×2/日，7日間

4〜8は妊婦には投与しない．

B クラミジア感染症に対する内服液の投与方法

2．精巣上体炎

中年以下の若年者にみられる精巣上体炎の多くはクラミジアが原因とされる．クラミジア性精巣上体炎は，一般細菌による精巣上体炎に比べ腫脹は軽度で，精巣上体尾部に限局し，発熱も軽度である．

3．子宮頸管炎，骨盤内・肝周囲感染症

クラミジア性子宮頸管炎は，感染後1〜3週間で発症する．上述のようにクラミジアはときに上行性感染により腹腔内に侵入し，骨盤腹膜炎や肝周囲炎（perihepatitis）を発症する[5]．急性腹症のような劇症の下腹痛や，ときに上腹部におよぶ激痛を訴え，救急外来に搬送されることがある．

一方で報告者によって異なるが，女性性器のクラミジア感染症の半数以上（70〜80％）が，まったく自覚症状を感じないともいわれている．したがって，腟鏡診の際には，帯下，とりわけ子宮頸管からの分泌物の量や性状に留意し，内診時痛や内診時圧痛などの所見も含めて，クラミジア感染診断のための検査を積極的に行うことによって，無症候性クラミジア感染症の発見に努める必要がある．

女性のクラミジア検査法は，子宮頸管の分泌物か，擦過検体からクラミジア検出を行う．検査には酵素抗体法（Enzyme immunoassay法：EIA法）や核酸増幅法（TMA法，PCR法，SDA法）が用いられる．

腹腔内感染の場合，子宮頸管からクラミジア抗原が検出できないこともある．このようなケースでは，症状および内診を含めた診察所見で異常がある場合は血清抗体検査なども行い，陽性例においては治療も考慮する必要がある[6, 7]．

4．咽頭感染

オーラルセックスなどにより，クラミジア抗原が咽頭に感染することがある．診断は，咽頭擦過物を用いて遺伝子学的検査により行う．遺伝子学的方法の一部では，うがい液も保険適応である（表**A**）．子宮頸管からクラミジアが検出される場合は，無症状であっても10〜20％は咽頭からもクラミジアが検出される[8]．慢性の扁桃炎や咽頭炎のうちセフェム系薬で治療し，反応しないものの約1/3にこのようなクラミジアによるものが存在するが，性器に感染したものに比べ，治療に時間がかかると報告されている[9, 10]．

III．治療法

1．内服薬

マクロライド系薬またはキノロン系薬のうち，クラミジアに対し抗菌力のあるもの，あるいはテトラサイクリン系薬を投薬する（表**B**）．

3 クラミジア感染症
1. クラミジア感染症の診断と治療

2．注射
劇症症例においては，
- ミノサイクリン100 mg×2　点滴投与　3～5日間
- アジスロマイシン500 mg×2　点滴投与　3～5日間

を行った後，経口薬にスイッチする．

Ⅳ．パートナーの治療
感染者の治療にあたっては，パートナーのクラミジア感染について検索し，クラミジア感染陽性例の場合は必ず治療を行うべきである．とくに男性パートナーでは，無症状であっても膿尿を認める場合には，クラミジア感染陽性である可能性が高い．さらに，膿尿を認めない場合でも，クラミジア感染陽性が2割程度認められる．この点からも積極的な治療の妥当性はある．

Ⅴ．おわりに
本稿は現在，日本性感染症学会がドラフト版を編集しつつある「性感染症診断・治療ガイドライン」[15]のクラミジア感染症の項を中心に抽出してまとめた．同ガイドラインのこの項執筆担当の高橋 聡博士と，ガイドライン作成委員長の清田 浩博士に深謝の意を表するものである．

文献
1) Mckay L et al：Lancet 361：1792, 2003
2) Takahashi S et al：J Infect Chemother 12：283, 2006
3) Takahashi S：J Infect Chemother 11：270, 2005
4) Cook RL et al：Ann Intern Med 142：914, 2005
5) 菅生元康：日産婦誌 39：1675, 1987
6) 松田静治：産婦人科領域のSTD（現状・検査・診断），性感染症/HIV感染（熊本悦明 ほか編）．78, メジカルビュー社, 2001
7) 厚生労働科学研究「性感染症の効果的な蔓延防止に関する研究班」（班長：小野寺昭一），2004
8) 三鴨廣繁 ほか：病原微生物検出情報（Infectious Agents Surveillance Report：IASR）25：200, 2004
9) 三鴨廣繁 ほか：治療学 41：484, 2007
10) Lau CY et al：Sex Transm Dis 29：497, 2002
11) Ito S et al：J Infect Chemother 18：414, 2012
12) Takahashi S et al：J Infect Chemother 19：941, 2013
13) Takahashi S et al：Antibiotics 3：109, 2014
14) Yasuda M et al：J Antimicrob Chemother 69：3116, 2014
15) 高橋 聡：クラミジア感染症　日本性感染症学会雑誌　性感染症診断・治療ガイドライン　2016ドラフト版（清田 浩編）

■第2部　各論（アトラス）

3 クラミジア感染症
2. 男性クラミジア性尿道炎　荒川 創一，尾上 泰彦

男性クラミジア性尿道炎の多くは，感染機会後1〜3週間で発症するが，無症候に経過し，感染時期を特定できない場合もある．症状は淋菌性尿道炎と比べ軽微で，軽い排尿痛や尿道の瘙痒感程度であり，主に漿液性の尿道分泌物が少量みられる（表）．淋菌性尿道炎と主に異なるのは分泌物の性状で（図❸），黄色粘稠であれば淋菌性と推定する．尿道分泌物のグラム染色で多核白血球内細胞質にグラム陰性双球菌を認めれば淋菌感染症が確定するが，逆にその場合でも20〜30%にクラミジア感染が合併していることを念頭に置く．

クラミジア性尿道炎の確定診断は初尿を用いて，核酸増幅法であるSDA法（BDプローブテック　クラミジア・トラコマチス ナイセリア・ゴノレア），TMA法（アプティマCombo2クラミジア／ゴノレア），Taqman PCR法（コバス®4800システム）あるいはReal-time PCR法（アキュジーンm-CT/NC）により行うが，前二者では淋菌も同時検索できる．治療は，クラミジアに抗菌力を有するマクロライド系，テトラサイクリン系，ニューキノロン系の中から薬剤を選択する（→p.78 クラミジア感染症の診断と治療 を参照）．

	クラミジア性尿道炎	淋菌性尿道炎
原因微生物	Chlamydia trachomatis	Neisseria gonorrhoeae
潜伏期間	1〜3週間	2〜7日
尿道分泌物	白色漿液性	黄色膿性
排尿痛	瘙痒感程度	排尿初期の強い痛み
分泌物グラム染色	染色されない	多核白血球細胞質内グラム陰性双球菌
第一選択薬	ML系，TC系，一部のキノロン系	CTRXまたはSPCM

🅐 クラミジア性尿道炎を淋菌性尿道炎と識別するポイント（ただし，淋菌性尿道炎にクラミジアが同時感染していることあり）

クラミジア性尿道炎　vs　淋菌性尿道炎

感染機会から1週間〜3週間の後に外尿道口より白色漿液性の分泌物を認める

感染機会から約2〜7日間の後に急に症状が出る．外尿道口より黄色の膿の排出を認める

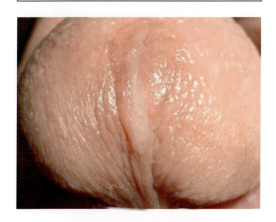
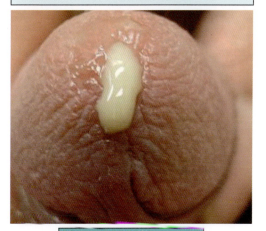

なぜか，おとなしい　　　なぜか，激しい

🅑 クラミジア性尿道炎と淋菌性尿道炎との比較

■第2部　各論(アトラス)

3　クラミジア感染症
3. 女性性器クラミジア① 子宮頸管炎　菅生 元康

　性行為で女性性器に侵入したクラミジア・トラコマチスは子宮頸部の腺上皮細胞に感染し，発症すると子宮頸管炎をおこす．クラミジア性子宮頸管炎では漿液性頸管帯下の増量が特徴的所見である(図Ⓐ)．しかしクラミジア感染がおこっていても症状を自覚しない症例が多数存在するので，性感染症のリスクがある場合にはスクリーニング検査が必要となる．

　子宮頸部の組織所見では間質部への炎症細胞浸潤とともに腺上皮に封入体が認められることがある(図Ⓑ)．封入体の同定はクラミジア抗体を用いた免疫染色で行うことができる(図Ⓒ)．本症例はクラミジアの子宮頸部感染は擦過検体を用いたELISA法(IDEIA Chlamydia法)でも証明された．

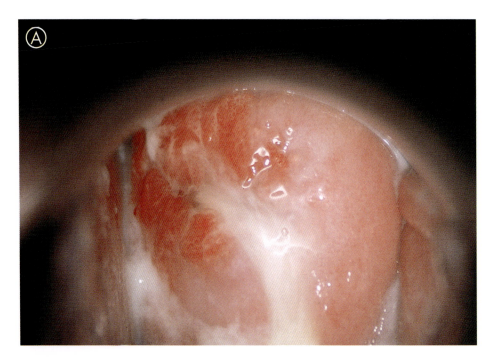

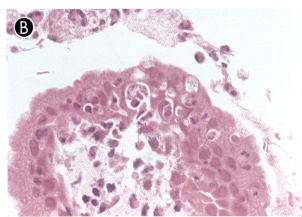

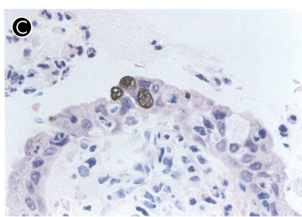

3 クラミジア感染症
3. 女性性器クラミジア② 子宮内膜炎　菅生 元康

　未治療の場合，子宮頸部の腺細胞に感染したクラミジア・トラコマチスはそこで増殖したのち，上行性に子宮内膜の被包腺細胞に感染が波及することがある．本症例は下腹部痛と不正性器出血を自覚したのちに右上腹部激痛を主訴として救急搬送された肝周囲炎（Fitz-Hugh-Curtis症候群）例で，漿液性頸管帯下は微少出血を伴っていた（図❹）．

　子宮内膜を採取して組織検査を行ったところ，子宮内膜腺細胞に封入体が認められ（図❺），免疫染色によりクラミジア封入体と同定された（図❻）．腹腔鏡検査は行っていないが，核酸同定法による子宮頸部のクラミジア検査も陽性で，典型的なFitz Hugh-Curtis症候群と診断した．

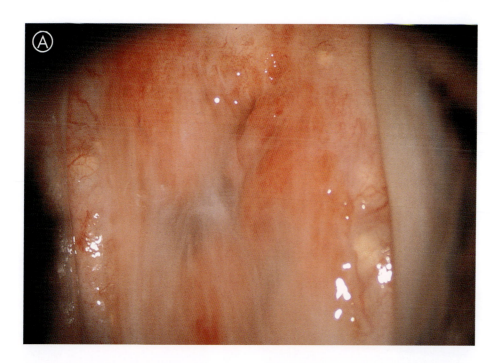

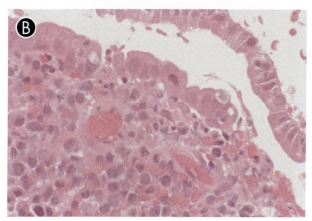

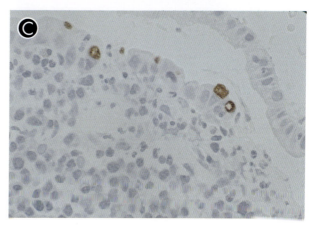

3 クラミジア感染症
4. 付属器炎と不妊　野口 靖之

クラミジア・トラコマチス（CT）による子宮頸管炎を治療せず放置すると，感染が上行性に波及し，卵管炎や卵管周囲炎，肝周囲炎（Fitz-Hugh-Curtis症候群）をひきおこす．これらは卵管閉塞や卵管采周囲癒着を形成し，卵管性不妊症の原因になる．また，卵管峡部と卵管采が同時閉塞すると卵管膨大部に卵管液が貯留し，卵管留水腫を発症する．さらに，肝周囲炎は肝臓表面と腹壁に癒着を形成し，特徴的な右上腹部痛の原因になる．

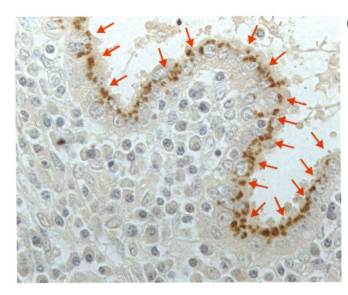

Ⓐ 卵管上皮細胞の細胞質で封入体を形成し増殖するCT（矢印：クラミジア封入体）

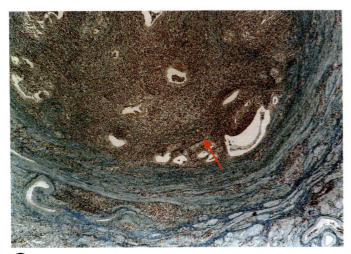

Ⓑ 卵管炎による線維化で閉塞した卵管内腔（矢印：卵管峡部）

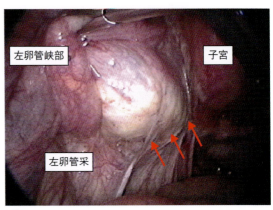

Ⓒ フィルム状癒着によって閉塞した卵管采（矢印：フィルム状癒着）

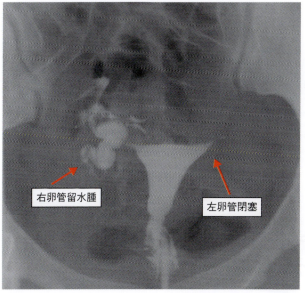

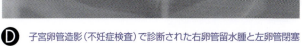

Ⓓ 子宮卵管造影（不妊症検査）で診断された右卵管留水腫と左卵管閉塞

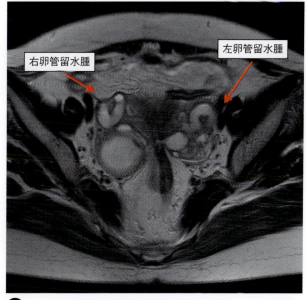

Ⓔ MRIで診断された両側卵管留水腫（T2強調画像）
両側卵管が均一な高信号を示す管状の像として確認できる．

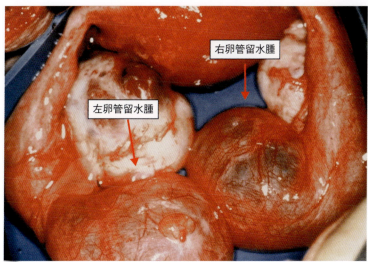

Ⓕ 両側卵管留水腫

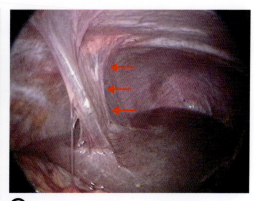

Ⓖ 肝周囲癒着（Fitz-Hugh-Curtis症候群）
（矢印：肝周囲癒着）

3 クラミジア感染症
5. クラミジア新生児結膜炎　小島 弘敬

　1985年，生下時体重2.9kgの満期新生女児．産院退院後の生後8日目に右眼に眼瞼腫脹を伴う結膜充血，眼脂を生じ，1日後左眼も同様となった（図Ⓐ）．生下直後の点眼薬はゲンタマイシン．発症後のトブラマイシン点眼いずれも無効（アミノグリコシドはクラミジアに完全に無効）．結膜スメアにクラミジア陽性，ギムザ染色でProwazek小体検出（図Ⓑ）．エリスロマイシン内服10日間にて治癒．症状は内服開始2日後には改善傾向．
　患児の母は出産後産褥熱防止目的の抗菌薬を使用しておらず，頸管スメアにクラミジア陽性．父は尿道スメアに

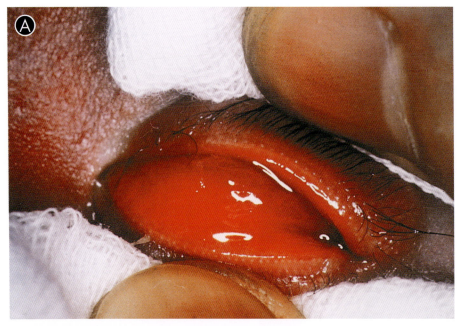

患児の受けた生下時膿漏眼（→p.76 淋菌性結膜炎 参照）予防目的の生下時点眼は，原法の硝酸銀が，淋菌には有効でもクラミジアには無効のアミノグリコシドに変更されていたことは注意を要する．

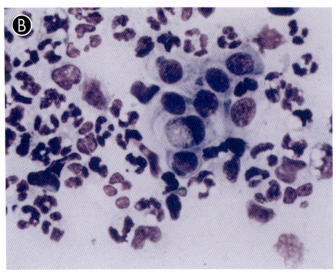

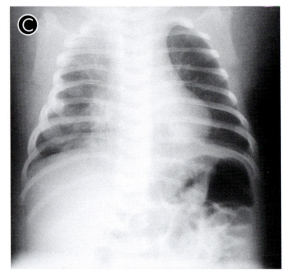

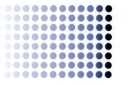

クラミジア陰性．患児出生の2カ月前排尿痛を自覚し，近医でクラミジアの精査なしに抗菌薬服用で軽快している．

本例の両親と同じように，性器クラミジア感染者のパートナーとして来診した場合，「尿道炎症状を自覚しやすい男性」のクラミジア陽性率は17%にすぎず，「無症状の女性」の65%に比してはるかに低く，抗体価も低い．感染部位が尿道であるため排尿痛などの症状を自覚できる場合が多い男性の場合，女性より受診，治療の機会が多いためである．クラミジア肺炎（図 **C**）の発症は生後6週以後が多い．1990年代東京都の健康妊婦，健常者のクラミジア感染状況は図 **E**，**F** のとおりである．その後，社会情況の激変の中でいかに変動するか予断を許さない．

症例	両親の年齢	潜伏期(日)	患児の患側	抗体価	性器CT	出産後抗菌剤
1	25	7〜10		320×	(−)	FOM
	25			640×	(−)	
2	33	11	左	160×	(−)	FOM
	31			80×	(+)	
3	27	6		160×	(−)	FOM, BAPC
	26			320×	(+)	
4	31	8	右	0×(オウム)	(+)	CCL
	27			32×(オウム)	(−)	
5	31	7	左→右	640×	(−)	FOM
	27			2,560×	(+)	
6	43			80×	(−)	CDX
	26			640×	(+)	
7	31	5	右→左	40×	(−)	CED, CEZ
	28			80×	(+)	
8	28	10	左	160×	(−)	CFT
	27			640×	(−)	
9	27	10		40×	(−)	CFIX, CZX
	30			2,560×	(−)	
10	27			160×	(+)	CFT
	28			160×	(+)	
11	31	2	左→右	160×	(−)	CCL
	31			160×	(−)	
12	40		右→左	40×	(−)	FOM
	28			640×	(−)	
13	31			640×	(−)	FOM, CEZ
	30			2,560×	(+)	
14	46	7	右→左	40×	(−)	CFIX
	34			160×	(−)	
15	31	7	両	160×	(−)	FOM
	31			5,120×	(+)	
16	29		左→右	10×	(−)	CFIX
	26			640×	(−)	
17	25		左→右	160×	(−)	SBTPC, CZX
	27			320×	(−)	
18	30		左	40×	(−)	FOM
	35	9		160×	(+)	
19	32			40×	(−)	FOM
	26			160×	(+)	
20	35	6	右→左	80×	(−)	CMZ, CEZ, CFT, CZON
	27			640×	(+)	
21	25		両	80×	(+)	CXD
	27			160×	(−)	
22	23		左→右	10×	(−)	CEZ
	23			640×	(+)	
23	27		両	40×	(−)	CFIX
	30			320×	(+)	
24	28	8	左→右	320×	(−)	CDX
	26			1,280×	(+)	
25	34	8	右→左	80×	(+)	CCL
	32			640×	(+)	
26	23	9	左→右	160×	(−)	FOM
	25			1,280×	(−)	
27	27	4	両	640×	(+)	不明
	25			640×	(−)	
28	32		両	4×(オウム)	(+)	CCL
	32			128×(オウム)	(−)	
29	38	5	左	0×(オウム)	(−)	(−)
	36			32×(オウム)	(+)	
30	28			0×(オウム)	(−)	FOM
	28			4×(オウム)	(−)	
31	33			4×(オウム)	(−)	FOM
	30			16×(オウム)	(+)	
32	29			0×(オウム)	(+)	CEZ, CDX
	23			8×(オウム)	(+)	
33	36			16×(オウム)	(−)	不明
	31			4×(オウム)	(−)	
34	36	3		0×(オウム)	(+)	CCL
	28			4×(オウム)	(−)	

D クラミジア結膜炎新生児の父母のクラミジア感染状況（抗体価はヒタザイムによる．オウム：オウム病補体結合反応）（日赤医療センター1986〜1990年）

「出産時頸管にクラミジアが感染していた母」のパートナーである父のクラミジア陽性率は8/34（23.5%）ときわめて低い．「母の感染の感染源であった父」は患児出産の時点の以前に，症状を自覚して治療機会があったのに対して，無症状の母には治療機会がなく，クラミジア感染のまま出産し，産道感染を生じている．感染部位が尿道であるため，有症である父の治療時，パートナーの治療が行われにくい日本の現況を表している．

平均抗体価が「パートナー同士である父と母」との間で大差があることもクラミジア感染症が男性では早期治療の機会が多く，無症状の女性は長期保菌し感染源となることを示している．

「母子感染の感染源になった母」の，児の診断時点でのCT陽性率が17/34（50.0%）にすぎないことは，CT感染の存在を知ることなく，産後母に投与された「必ずしもクラミジアに有効とされない抗菌剤（産褥熱防止用）」によっても，「意図しない偶然のCT陰性化」がおこりうる事実を示している．

3 クラミジア感染症
5. クラミジア新生児結膜炎

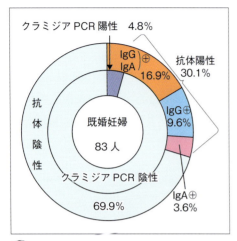

E 日赤医療センター健康既婚妊婦のクラミジア（CT）抗体（セロイパライザ）CT（尿沈渣アンプリコア）検出（1995年）

抗体陽性はその時点での感染を意味するものではない．既婚妊婦についてのCT抗体陽性30.1％のうち，その時点でのCT陽性は4.8％のみで，抗体陽性者のうち84.1％はその時点ではすでにCT陰性のCT感染既往者である．

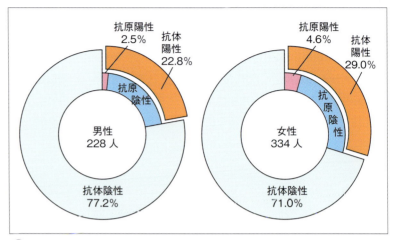

F 39歳以下の無症状の健康診断受診者のクラミジア抗体・抗原陽性率（1989年，日赤医療センター）

無症状の検診受診女子の推定保菌率も妊婦とほぼ同様に4.6％である．「クラミジア（CT）抗体陽性」は検査時点までに治療した既往症の症例を含んでおり，抗体陽性がすべて検査時点での保菌を表すものではない．図示のように，334人の若年女子のうち，CT抗体陽性は29.0％であるが，その時点でのCT陽性は4.6％にすぎない．図 **E** に示した妊婦の場合と同様に，抗体陽性者のうちの約85％は「CT抗体陽性-CT陰性」であり，その時点での既往者である．この既往者の大部分についてはCT感染の診断，治療歴はなく，CTはCTを意図しない偶然の服薬により陰性化している場合が多いと考えられる．

クラミジア結膜炎は尿道炎，精巣上体炎と異なって，クラミジア性病変で唯一発赤，眼脂の炎症症状が強い．感染は持続性，伝染性で日本に「トラコーマ防止法」があったほどの重要疾患であったが，サルファ剤登場以後急減し，消滅したと思われた．1980年代，同一起因菌によるが症状軽微で気づかれにくかった尿道炎，頸管炎の多発の判明は意外な事実で，自覚症状のある疾患が抑制されやすいことを示している．

■第2部 各論（アトラス）

3 クラミジア感染症
6. クラミジア精巣上体（副睾丸）炎　小島 弘敬

　1985年，34歳未婚男性．2週前からクラミジア尿道炎の尿道分泌物による下着の汚点に気づくも放置．2日前に左陰嚢内容の一部に軽度圧痛のある腫大に気づく．触診にて精巣と精巣上体は識別可能．精巣上体尾部に小指頭大の圧痛ある限局性の硬結，直視下所見にても同様（図Ⓐ），MRI（図Ⓑ）．体温36.6℃，白血球数7,200．尿沈渣白血球5〜10/強拡大視野．尿道スワブ，精液クラミジアザイム陽性．培養では尿道常在のグラム陽性菌のみで，グラム陰性桿菌陰性．血清，精液クラミジア抗体ともに160倍．

　非淋菌性尿道炎の90％超と若年者の非淋菌性精巣上体炎の85％（15％はインフルエンザ菌）はクラミジアを病因とする．本症の炎症症状は他に比して軽度のため放置されて，約7％が両側性となることがあり，その場合約80％が治癒後無精子症となる．

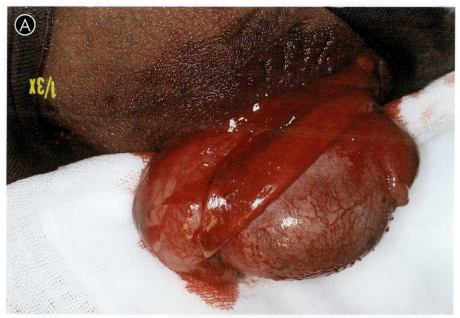

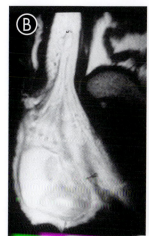 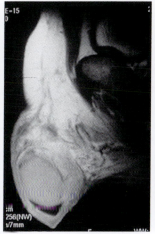 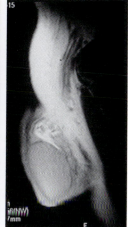

精巣上体炎のMRI所見　左：淋菌性，中：クラミジア性，右：正常
クラミジア性の炎症所見は淋菌性に比して著明に少ない．

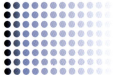

3 クラミジア感染症
6. クラミジア精巣上体（副睾丸）炎

 尿道炎，精巣上体炎，無精子症の割合（日赤医療センター，1990年代）カッコ内は症例数

尿道炎 596 例中の クラミジア性 の比率	クラミジア尿道炎 1137 例中の 精巣上体炎比率	クラミジア精巣 上体炎 140 例中 の両側性の比率	両側性精巣 上体炎 10 例中 のクラミジア性 の比率	クラミジア性 両側性精巣 上体炎 6 例中の 無精子症後遺比率	インフルエンザ菌性 両側性精巣上体炎 4 例中の無精子症 後遺比率
15.4% (92) 非淋菌非クラミジア性 32.9% (196) 淋菌性尿道炎 9.6% (57) クラミジア性淋菌性 42.1% (251) クラミジア性	89.1% (1137) クラミジア性尿道炎 10.9% (124) クラミジア精巣上体炎	92.9% (130) 片側性クラミジア精巣上体炎 7.1% (10) 両側性	40.0% (4) インフルエンザ性菌精巣上体炎 60.0% (6) クラミジア性精巣上体炎	16.7% (1) 非無精子症 83.3% (5) 無精子症	75.0% (4) 非無精子症 25.0% (1) 無精子症

男子尿道炎の過半はクラミジアによる．クラミジア尿道炎は症状が軽微であるため放置されれば約10.9％に精巣上体炎を生じ，その7.1％が両側性となり，その83.3％が精管閉塞による永続的無精子症となる．クラミジア性の無精子症後遺率が高い．卵管閉塞についても同様と思われる．

3 クラミジア感染症
7. クラミジア咽頭炎　小島 弘敬

　35歳の男性が，排尿時，排尿後の尿道違和感，尿道瘙痒感にて来診．尿を検体とするPCRにてクラミジア検出，クラミジア尿道炎と診断．パートナーである27歳女性は自覚症状はまったくないが，尿，頸管スワブ，咽頭スワブからいずれもクラミジアが検出された．咽頭に発赤などの炎症所見は認められない（図A）．性器にクラミジア感染がある男性，女性の咽頭クラミジア陽性率はおのおの3.9％，10.5％で，性器に淋菌感染のある場合の咽頭淋菌陽性率29.4％，33.3％に比してはるかに低い．性器に淋菌感染のある患者のパートナーの咽頭からは淋菌のみが検出される場合が多いことあわせ，咽頭感染はクラミジアに比して淋菌に起こりやすいと考えられる．クラミジア結膜炎では，涙管を経てクラミジアは咽頭からも検出されるが，この場合も咽頭炎の症状はない．

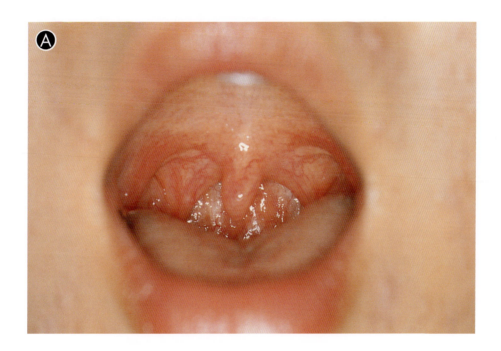

	咽頭	直腸
男性	2/51 (3.9%)	0/12 (0%)
女性	4/38 (10.5%)	24/45 (53.3%)

B 性器にクラミジア感染がある男性，女性の咽頭，直腸のクラミジア陽性率（日赤医療センター，1990年代）
女性で直腸のクラミジア陽性率が高いのは，肛門性交のみによるのではなく頸管に感染したクラミジアが，腟分泌物に含まれて降機する直腸に到達するためである．

■第2部 各論(アトラス)

4 ヘルペスウイルス感染症
1. 性器ヘルペスの診断と治療
渡辺 大輔

Ⅰ. はじめに

　性器ヘルペスは単純ヘルペスウイルス(herpes simplex virus：HSV)1型(HSV-1)もしくは2型(HSV-2)の性器感染によって発症する,代表的なウイルス性性感染症の一つである.女性の性感染症の中では性器クラミジア感染症に次いで2番目に多い.性器ヘルペスは再発性の疾患であり,くり返す再発により患者のQOLは低下する.またパートナーへの感染や,分娩時の垂直感染による新生児ヘルペス発症の危険がある.海外では性器ヘルペスとヒト免疫不全ウイルス(HIV)感染症との合併によりHIV感染の拡散の危険性が高まることも問題となっている[1].本稿ではHSVのウイルス学的特徴や生活環,最近の性器ヘルペスの疫学を紹介するとともに,性器ヘルペスの診断および治療について述べたいと思う.

Ⅱ. HSVの生活環

　ヒトを自然宿主とするヘルペスウイルスは8種類知られ,α・β・γの3亜科に分類される.HSV-1,-2は水痘帯状疱疹ウイルス(VZV)とともにαヘルペスウイルスに属し,約152 kbのゲノム,80種類の遺伝子を持つ二本鎖DNAウイルスである.HSVの構造は,最外層に脂質二重膜からなるエンベロープがあり,約10種のウイルス特異的糖蛋白質が埋め込まれている.その内側にテグメントタンパク質,さらに内側に正20面体のカプシド,カプシド内にウイルスDNAが詰め込まれている.成熟粒子の直径は約200 nmである(図Ⓐ).

　HSVはまず粘膜・皮膚に直接接触することで表皮細胞に侵入し,増殖して顕性あるいは不顕性感染をおこす.さらに,それぞれの領域を支配する知覚神経終末から軸索内を逆行性に上行し,神経節に達すると神経細胞に潜伏感染する.その後,紫外線,精神的ストレスや疲労,外傷や手術といった精神的および肉体的な刺激や宿主の免疫能低下によってウイルスが再活性化すると,支配神経領域でウイルスが増殖し,病変を形成する.HSV-1は主として三叉神経節に,HSV-2は主として腰仙髄神経節に潜伏感染する[2].性器ヘルペスの再発頻度はHSV-1によるものよりもHSV-2によるものの方が高い.

Ⅲ. HSV感染症の疫学について

　HSV感染症は不顕性であることが多く,集団での感染率を推定するには血清抗体価が用いられる.HSVの侵淫度はウイルスの型,年齢,人種,地域そして社会経済状態によって大きく異なっている.

　アメリカにおける最新のHSV抗体保有率調査

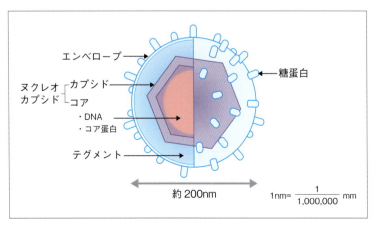

HSVの構造
吉山裕規：日本臨牀, 64 (Suppl 3), 43 (2006) より改変

(NHANES 1999-2004)[3]では，HSV-1の抗体陽性率は全体で62.0%であった．年齢別では10歳代が39.0%，40歳代が65.3%と年齢が上がるに連れて上昇する傾向がみられた．また人種別では白人の陽性率は50.1%だったのに比べ黒人は68.3%，メキシコ系アメリカ人では80.8%と人種差がみられた．

HSV-2では，抗体陽性率は全体で22.8%，10歳代では4.9%，20歳代で15.4%と性的活動が活発になると上昇する傾向がみられた．人種別では白人が18.6%，黒人が46.1%，メキシコ系アメリカ人が18.9%と，黒人層で顕著に高値であった．またすべての項目でNHANES 1988-1994に比べて抗体陽性率は低下していた．

一方，わが国での調査ではHSV-1の抗体保有率は50～73%，HSV-2の抗体保有率は7～17%であり，地域差はほとんどなく加齢とともに上昇する傾向がみられた．またわが国においても他の先進国と同様，近年HSVの抗体保有率は低下する傾向にある[4]．

また，わが国での1年間の性器ヘルペスの症例数は男22,000人，女52,000人の計74,000人と推定される[5]．そのうち初感染例はHSV-1によるものが約70%とされる．最近の感染症発症動向調査（サーベイランス）による性器ヘルペスウイルス感染症の年次推移をみると，近年横ばい傾向であった性器ヘルペスの定点報告数は2010年以降男女とも増加傾向にある．また，性器クラミジアなどが年齢が上昇するに連れて減少傾向を示すのに対し，性器ヘルペスは男女ともに年齢が上がるとともに割合が増え，女性では40歳以降は性器ヘルペスがもっとも頻度の高い性感染症となっている[6]．これは，性器ヘルペスが再発性の疾患であるため，高齢者においても発症者がみられるためだと思われる．

Ⅳ．臨床症状

性器ヘルペスウイルス感染症では，初めて臨床症状が出るときは，初感染による発症と，初感染時に無症候で潜伏感染していたHSVが何らかの刺激（免疫抑制など）で再活性化して症状が現れる場合がある．そのため性器ヘルペスは，初感染初発型，非初感染初発型（誘発型：無症候感染による潜伏ウイルスの再活性化による），再発型（潜伏ウイルスの再活性化による2回目以降の発症）に分類される．

1．初感染初発型（図Ⓑ）

HSVに初めて感染して発症するものを初発型という．性的接触の後，2～10日の潜伏期間後に発症することが多い．発症前に外陰部の瘙痒感などの症状を呈することもあるが，比較的突然に発症することが多い．38℃

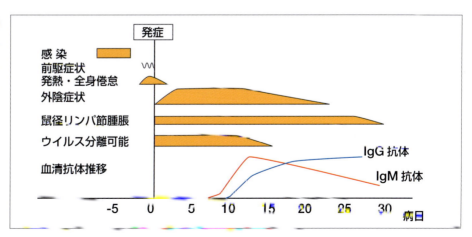

Ⓑ 初感染初発性器ヘルペスの臨床経過
川名 尚：STD 性感染症アトラス，秀潤社，p.80, 2008より引用

4 ヘルペスウイルス感染症

1. 性器ヘルペスの診断と治療

以上の発熱を伴うこともある．大陰唇，小陰唇から膣前庭部，会陰部にかけて，浅い潰瘍や小水疱が多発する．病変は数個から無数のものまである．一般に小水疱が生じ，破れてびらんが形成されるが，粘膜面では最初からびらんや潰瘍となることが多い．病変は両側性のことが多いが，片側性のこともある．また外陰部だけでなく，子宮頸管や膀胱にまで病変が及ぶ場合がある．外陰部の疼痛が強く，排尿や椅子に腰掛けることができないほどであり，ときに歩行困難となる場合もある．ほとんどの症例で両側鼠径部のリンパ節の腫脹と圧痛がみられる．髄膜刺激症状のため頭痛や項部硬直，ときに羞明感を訴えたり，仙骨神経根神経障害から排尿排便困難を来したりする（Elsberg症候群）こともある．2～3週間で自然治癒するが，抗ヘルペス薬の全身投与により1週間程度で軽快する．

2. 非初感染初発（誘発）型

すでに不顕性感染，潜伏していたHSVが何らかの誘因により再活性化され，臨床的な初発をしたものである．症状は初感染初発と比べ軽いことが多く，鼠径リンパ節腫脹の頻度も低く，発熱などの全身症状もみられないことが多い．治癒までの期間も短いが，高齢者や免疫不全者では症状が重くなることもある．

3. 再発型（図C）

知覚神経節に潜伏感染しているHSVの再活性化により再発したものをいう．再発の契機は心身の疲労，風邪や月経，性行為などが多い．再発部位は同じ場所のことが多いが，別の場所に再発したり，臀部ヘルペスのように再発部位が変わる場合もある．病変の数は1～数個程度で，発熱やリンパ節腫脹はみられず，多くは1週間以内に自然治癒する．再発する前に大腿後面の疼痛や再発部位の違和感といった前駆症状がみられることがある．再発の頻度はHSV-2感染例の方がHSV-1感染例よりもはるかに多い．再発頻度は月に2～3回から年に1～2回までとばらつきが多い．経時的に再発回数は減ることが多いが，逆に増えることもある．再発をくり返す患者では，再発が心身のストレスとなりQOLが著しく損なわれる．

また再発性性器ヘルペス患者では，疼痛や水疱などの臨床症状を自覚することなく，膣分泌物中に再活性化したHSVが認められる状態（無症候性排泄）が存在する．無症候性排泄は本人の自覚がないためパートナーへの感染の危険がある．実際に，性器ヘルペス患者と非感染者のカップル144組を平均334日間追跡した研究では，パートナーへの感染の69％はウイルスの無症候性排泄時におきていることが判明している[7]．

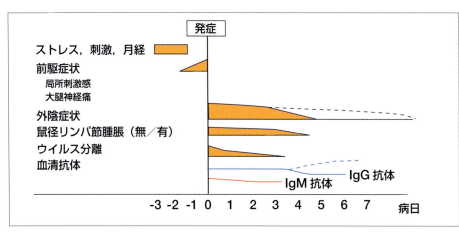

C 再発型の臨床経過

川名 尚：STD 性感染症アトラス，秀潤社，p.81, 2008より引用

V. 検査法

1. 視診

典型的な症例は視診で診断可能である．性器ヘルペスでは梅毒，Behçet病，固定薬疹，帯状疱疹などとの臨床的鑑別が必要なときがある．臨床的に診断が困難な場合，以下にあげる検査を組み合わせて行う．

2. Tzanck試験

Tzanck試験はウイルス感染した表皮角化細胞を検出する検査である．外来で簡便にでき，ヘルペス性の皮膚病変の確認には非常に力を発揮する．ただし，単純疱疹と帯状疱疹の鑑別はできない．

具体的には次の方法で行う．まず，剪刀，摂子などで水疱蓋を一部切除し，内側をスライドガラスにスタンプする．びらん面の場合は綿棒でびらんをこすり，スライドグラスに接触させる．その後，自然乾燥もしくはライターでごく軽くあぶって乾燥させ，メタノール固定，ギムザ染色を行う．ギムザ原液を用いれば数分で固定，染色が可能である．水洗後，顕微鏡で多核巨細胞の有無を観察する（図❶）．

PCR法と比較したTzanck試験の感度は76.9%，特異度は100%と報告されている[8]．水疱病変では検出率が高いが，びらん，痂皮病変，また日数が経った病変では検出感度が落ちる．

3. 蛍光抗体法

Tzanck試験と同様に検体を採取した後にアセトン固定し，ウイルス抗原（HSV-1, 2）に対するFITC標識モノクローナル抗体を用いて染色し，蛍光顕微鏡でウイルス抗原陽性細胞を検出する．30分程度で診断可能であるが，検査の感度があまり高くないこともあり，細胞量をある程度確保しないと偽陰性となる場合がある．保険適用もある．蛍光顕微鏡がない場合は検査受託会社への外注が可能であるが，検査結果の報告までには2〜3日ほど必要である．

4. 病理組織検査および免疫組織染色

迅速性には欠けるが，非典型的病変の診断には生検による病理学的検査や，免疫組織染色によるウイルス抗原の同定が診断に有用である．HSV感染症における表皮の変化としてはウイルス感染細胞の空胞変成や網状変性があり，表皮内水疱を形成する．また，核内にfull型やCowdry A型の核内封入体がみられ，互いに融合して多核巨細胞を形成し，水疱内に脱落する（図❷）．免疫組織染色ではこれらの変性した角化細胞に一致してウイルス抗原が陽性となる（図❸）．

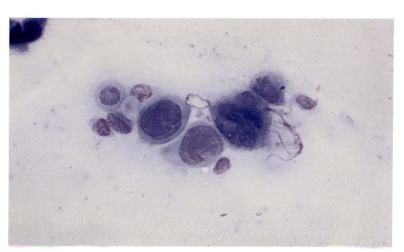

❶ Tzanck試験

4 ヘルペスウイルス感染症
1. 性器ヘルペスの診断と治療

5. 迅速HSV抗原検出法

免疫クロマトグラフィーを用いてHSV抗原を迅速に検出できるキットがあり，性器ヘルペスにも保険適用となっている．

原理としては，テストプレートのメンブレン上に抗HSVモノクローナル抗体（マウス）が固定化されており，試料滴下部には金コロイド標識抗HSVモノクローナル抗体（マウス）を含んだパッドがある．この試料滴下部にHSV抗原が滴下されると金コロイド標識抗HSVモノクローナル抗体と反応し，メンブレン上を移動し，判定部に固定化された抗HSVモノクローナル抗体と結合し，資料中のHSV抗原を介したサンドイッチ複合体を形成する．この複合体により判定ラインが着色し，資料中のHSV抗原を検出できる．検査は10〜15分ほどで完了し，臨床検体での検出感度は88％（初発例94％，再発例85％）と信頼度が高い[9]．また水痘・帯状疱疹ウイルス（VZV）を含む他のウイルス，細菌，真菌とも交差反応性はなく，特異度の高い検査といえる．ただしHSV-

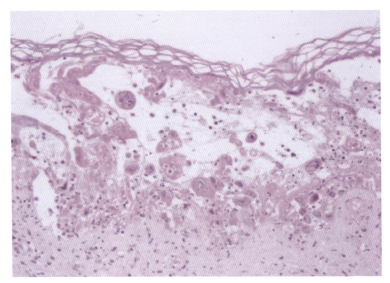

E HSV感染症の病理組織像

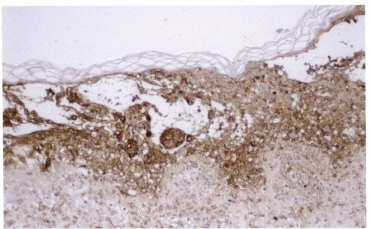

F HSV感染症の免疫染色像

1, 2の型判別はできない．

6. 血清学的診断

HSVを含むヘルペスウイルスは宿主に潜伏感染するウイルスであり，再発性性器ヘルペスはウイルスの再活性化による病変であるため，抗体価による診断は慎重に判断する必要がある．つまり，抗体価が陽性になったからといっても，それは単に過去に感染既往歴があったことを証明するだけに過ぎず，現在の感染を示すものではない．つまり，1回の抗体価測定のみで，現在の感染を証明する事は困難である．さらに，再活性化の場合，血清抗体価が早期に上昇するためペア血清での有意上昇が把握できないこともある．以下に主な測定法の原理と特徴について簡単に述べる．

① CF法

補体が抗原抗体複合体に結合し，溶血素と協同して溶血反応をおこす性質を利用したウイルス抗体価の測定法である．CFは長時間持続しないため，過去の感染で得られた免疫状態を知る事はできない．しかしHSV感染症で再活性化をくり返す場合，発症時にすでにCF抗体が陽性の場合があり，抗体上昇が明確に証明できない場合がある．また再発による抗体価の変動は一定せず，CFが陰性の場合もある．

② NT法

ウイルス粒子に抗体が付着すると，そのウイルス粒子の感染性が失われる（中和される）ことを利用した測定法である．抗体とウイルスによる抗原抗体複合体を培養細胞に接種し，細胞変性効果（CPE）を確認する．ウイルスの活性を50%阻止するところを中和抗体価とする．特異性が高く信頼できる方法であるが，HSVの型判別はできない．

③ EIA/ELISA法

抗原または抗体に酵素（西洋ワサビペルオキシダーゼ・βガラクトシダーゼ・アルカリフォスファターゼ）を結合させ，その酵素活性をマーカーとして抗原抗体反応の程度を知り，これらから目的物質の抗原あるいは抗体量を求める．固相化抗体を用いた場合はELISA（enzyme-linked immunosorbentassay）と呼ばれる．IgM，IgG抗体を区別して測定できるが，HSV感染症では再活性化時にもIgM抗体価が陽性を示すことがあることに留意する．近年，HSVの糖タンパクであるglycoprotein Gに対するリコンビナント抗原を用いたELISAが開発されHSV-1, 2の型判別が可能になったが，抗体出現時期が遅い点や，感度が低いという問題点がある[10]．

7. 核酸増幅検査

① PCR法，real-time PCR法

ウイルスDNAを増幅して検出することで感染を証明する方法であり，HSV感染症では水疱内容物，皮膚，また血液，唾液，髄液などからDNAを抽出してPCR法，real-time PCR法を行う．検出感度，特異度とも高く，またreal-time PCR法はウイルスDNAを定量化できるため，診断的価値は高い．しかし検査にはDNA抽出のための器具や装置が必要であり，大学病院や検査会社でのみ施行可能である．また現在保険適用はないが，real-time PCR法によるHSV感染迅速診断については先進医療として行うことが可能である．

② LAMP法

LAMP法は，サンプルDNA，標的遺伝子の6つの領域に対する4種類のプライマー，鎖置換型DNA合成酵素，基質等を混合した後に60〜65℃で1時間反応させることで目的のDNAを10の9乗から10の10乗まで増幅させる方法である．通常のPCRとは異なり，短時間，一定温度で反応させることが可能である．またHSV感染症では水疱拭い液からのDNA抽出を行う必要がなく，最短1時間でウイルスDNAの検出が可能である[11]．

8. ウイルス分離・培養

HSVでは水疱内容，血清，髄液，膣拭い液な

4 ヘルペスウイルス感染症
1. 性器ヘルペスの診断と治療

どの検体材料をVero細胞やヒト胎児線維芽細胞などの細胞に接種する．接種後1～3日で特徴的な細胞変性効果（CPE）が現れ，ウイルスの分離も可能である．直接的な検査であり野性株とウイルス株の判別や型判別も可能であるが，細胞調整などの専門的な設備が必要で，また陽性率も低い．

VI．性器ヘルペスの治療

HSV感染症の治療には，抗ヘルペスウイルス剤の内服，外用，点滴療法がある．

初発病変に対しては，早期に診断し，十分な量の抗ウイルス剤を投与することで潜伏感染ウイルス量を減らし，再発回数も減らせる可能性もあるため[12]，内服および点滴療法で十分に治療することが望ましい（表❻）．

一方，再発性病変の場合は，性器ヘルペスでは外陰部のみならず，腟部，子宮頸部にもウイルス再活性化部位があるため，外用薬のみの治療は推奨されない．再発性性器ヘルペスでは治療効果や薬剤耐性ウイルス出現の危険性も考え，内服治療の適応となる．内服治療にはepisodic therapyと再発抑制療法がある．

1．内服療法

① episodic therapy

episodic therapyとは，再発時にアシクロビルまたはバラシクロビルの内服を5日間行う治療法であり，臨床症状の改善及びウイルス排出の低下が期待できる．しかし，発症してから48時間以内に内服を開始しないと十分な効果が得られない．そこで再発をくり返す例では，発症予防や治療期間の短縮のため，あらかじめ患者に薬剤を渡しておき，前駆症状が出現した時から内服治療を開始するpatient initiated therapyといわれる投与法が効果があるといわれている（保険適応外）．

② 再発抑制療法

再発抑制療法はわが国でも2006年9月より保険適応となっている．対象はおおむね年6回以上の再発をくり返す性器ヘルペス患者で，バラシクロビル500 mgを1日1回継続投与する．1回の処方は1カ月程度とし，再発抑制の状態や副作用，患者満足度を確認した上で治療の継続を判断する．治療中に再発した場合はバラシクロ

初発		バラシクロビル錠（500 mg） 1日2錠/分2，5～10日間 ファムシクロビル錠（250 mg） 1日5錠/分3 5（～10）日間* アシクロビル錠（200 mg） 1日5錠/分5 5（～10）日間* 重症例：アシクロビル5 mg/kg 1回，1日3回点滴静注 5日間 　　　　その後，経口剤を追加して10～14日間治療 *保険適応は5日間まで
再発	発症時治療	バラシクロビル錠（500 mg） 1日2錠/分2，5日間 ファムシクロビル錠（250 mg） 1日5錠/分3 5日間 アシクロビル錠（200 mg） 1日5錠/分5 5日間 5％アシクロビル軟膏 1日数回，5～10日間 3％アシクロビル軟膏 1日数回，5～10日間
	再発抑制療法	バラシクロビル錠（500 mg） 1日1錠 継続投与

 性器ヘルペスの治療

ビル500 mgを1日2回に増量し，治癒したら元の量に戻す．1年間の継続後，いったん中止し，その後少なくとも2回の再発を確認した場合は患者と相談のうえ再発抑制療法の継続の必要性を検討する．抑制療法中に再発をくり返す場合，性器ヘルペスの診断をPCR，ウイルス分離などを用いて確認し，それでも再発する場合はウイルスの薬剤耐性検査を行うが，免疫正常者の場合，耐性ウイルス出現の可能性はきわめて低い[13]．

再発抑制療法は大規模臨床試験でGH再発や，ウイルスの無症候性排泄の頻度の低下，パートナーへの感染の危険性の低下やHIV陽性性器ヘルペス患者でのHIVの産生および排出抑制効果が証明されている[14]．長期にわたる内服では薬剤耐性HSVの出現が懸念されるが，ACV 1日200 mgでの再発抑制療法中の患者の再発病変から分離されたHSVは，対照とした未治療患者から分離されたウイルスと同様にACV感受性を持っていたことから，長期間の再発抑制療法でも耐性ウイルス出現の確率はきわめて低いと考えられる．

文献

1) 渡辺大輔：皮膚臨床 53：233，2011
2) 西山幸廣 ほか：神経内科 54：399，2001
3) Xu F et al：JAMA 296：964, 2006
4) 小坂円：日本臨床 64増3：202，2006
5) 熊本悦明 ほか：日性感染症会誌 11：72，2000
6) 小野寺昭一：モダンメディア 58：210，2012
7) Corey L et al：N Engl J Med 350：11, 2004
8) Ozcan A et al：Int J Dermatol 46：1177, 2007
9) 早川潤 ほか：日性感染症会誌 21：134，2010
10) 川名尚 ほか：臨床とウイルス 30：50，2002
11) Enomoto Y et al：J Clin Microbiol 43：951, 2005
12) Sawtell NM et al：J Infect Dis 184：964, 2001
13) Honda M et al：Antivir Chem Chemother 12：233, 2001
14) 渡辺大輔：皮膚アレルギーフロンティア 7：56，2009

4 ヘルペスウイルス感染症
2. 女性性器ヘルペス ①初発例　野口 靖之, 渡辺 大輔

　27歳，未婚．1型糖尿病にてインシュリン療法中．3日前より激烈な外陰部痛を自覚し当科外来を受診．初診時における外陰部の肉眼所見では，左右対称性に多発する水疱と浅い潰瘍性病変（kissing ulcer）が認められた（図Ⓐ）．また，両側鼠径リンパ節の圧痛と発熱もみられた．

　ウイルス抗体価（ELISA法）ではHSV IgM 0.49（0.80以上は陽性），HSV IgG 2.0未満であったが，Tzanck試験でウイルス性巨細胞が検出され，初感染初発と臨床診断した．バラシクロビル500 mg 1日2錠，5日内服とビダラビン軟膏外用により約14日間で治癒した．

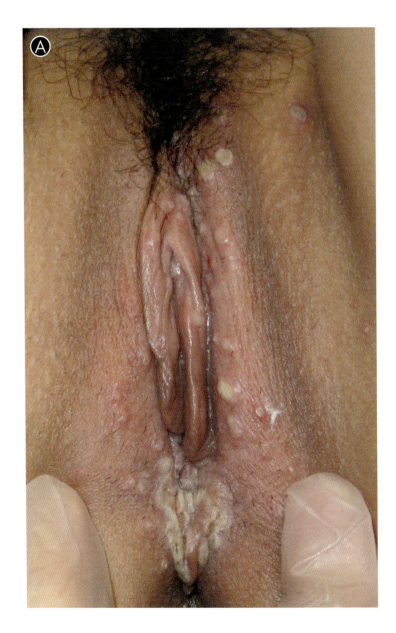

■第2部 各論（アトラス）

4 ヘルペスウイルス感染症
2. 女性性器ヘルペス ②HSV-1による初発例
野口 靖之，渡辺 大輔

　37歳，既婚．5日前より外陰部疼痛，発熱，排尿時痛を自覚．外陰部痛が増強し，排尿ができない状態となったため時間外外来を受診．体温37.8℃，全身所見では両側鼠径リンパ節の腫脹が認められ，両側の大陰唇に強い疼痛を伴う浅い潰瘍が多発していた（図Ⓐ）．また，肛門周囲にも同様の潰瘍がみられた（図Ⓑ）．膀胱留置カテーテルを挿入し，緊急入院となった．

　外陰擦過スワブ検体よりLAMP法にてHSV DNAの検出を行ったところHSV-1が検出された．一方でウイルス抗体価（ELISA法）はHSV IgM 1.96，HSV IgG 2.0未満であった．以上より，HSV-1による初感染初発と診断した．

　入院後は，アシクロビル250 mg 1日3回，7日間点滴し，その後はバラシクロビル500 mg 1日2錠，5日間を処方した．点滴開始から7日後には排尿痛は軽減したため，膀胱留置カテーテルを抜去して外来管理となった．14日目には外陰部疼痛と外陰部潰瘍は消失した．

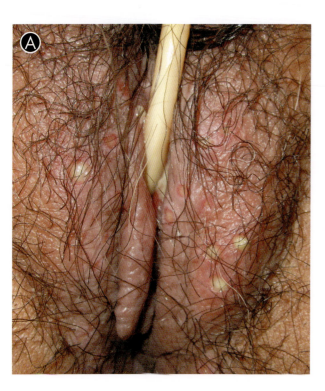
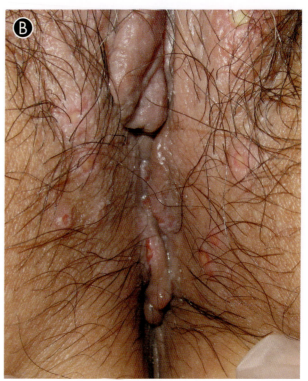

4 ヘルペスウイルス感染症
2. 女性性器ヘルペス ③初発例（乳房，体幹にも皮疹が認められた例）　渡辺 大輔

19歳，未婚[1]．3日前より外陰部，両乳頭および軀幹に疼痛を伴う皮疹が出現．当科初診時，外陰部は腫脹し，著明な疼痛を伴っていた．また多量の膿を付着した多発性のびらん，潰瘍が認められた（図Ⓐ）．乳頭及び乳輪周囲には痂皮を伴う小膿疱，小水疱が集簇していた（図Ⓑ）．上肢を含む体幹にも小水疱，膿疱が散見された（図Ⓒ）．

ウイルス抗体価（ELISA法）はHSV IgM 0.55，IgG 2.0未満であった．右上腕の小水疱より生検したところ，表皮内に細胞変性効果（cytopathic effect : CPE）の生じたケラチノサイトがみられた．一部の細胞は癒合し，巨細胞を形成していた．また水疱内及び真皮には炎症細胞の浸潤がみられた．また抗HSV-1抗体を用いて免疫染色を行ったところ，水疱部位に一致してウイルス抗原が検出された．

以上の臨床像及び病理組織学的所見から，HSV-1による初発例に播種性HSV感染症を合併した症例と考えた．

文　献　1）渡辺大輔：日本性感染症学会誌 24：122，2013

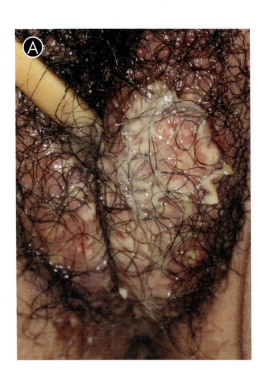

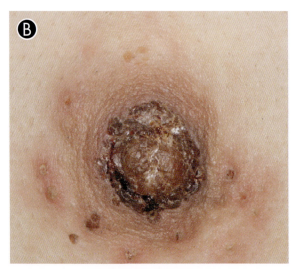

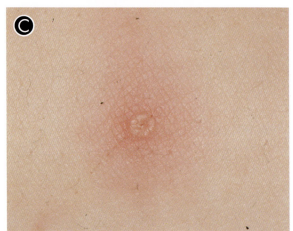

4 ヘルペスウイルス感染症
2. 女性性器ヘルペス ④再発例　野口 靖之，渡辺 大輔

21歳，未婚，アトピー性皮膚炎．4日前より外陰部痛を自覚し外来受診．初診時に左大陰唇内側に2個の浅い潰瘍性病変が認められた（図Ⓐ）．両側鼠径リンパ節の圧痛と発熱はなかった．

ウイルス抗体価（ELISA法）はHSV IgM 0.49，HSV IgG 2.7であった．過去に性器ヘルペスの既往歴があり，再発と臨床診断した．

治療は外来通院で行い，バラシクロビル500 mg 1日2錠，5日内服とビダラビン軟膏を外用により約7日間で治癒した．

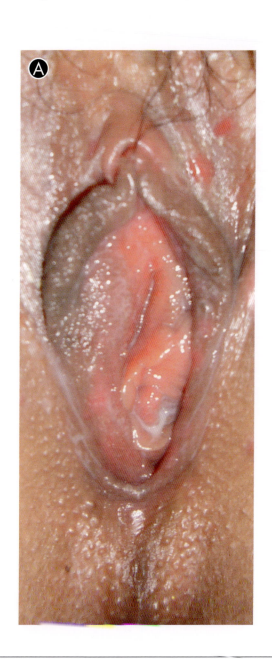

4 ヘルペスウイルス感染症
2. 女性性器ヘルペス ⑤再発例（足底の皮疹を伴った例）　渡辺 大輔

　26歳，既婚．5年前より年に数回再発をくり返していた．今回，性器ヘルペス再発（図Ⓐ）1週間後に右下肢の知覚過敏を伴う疼痛とともに右足底に小水疱が出現した（図Ⓑ）．小水疱のTzanck試験でウイルス性巨細胞が検出された．同じ仙骨髄神経節領域である足底にも皮疹を生じた稀な例である．

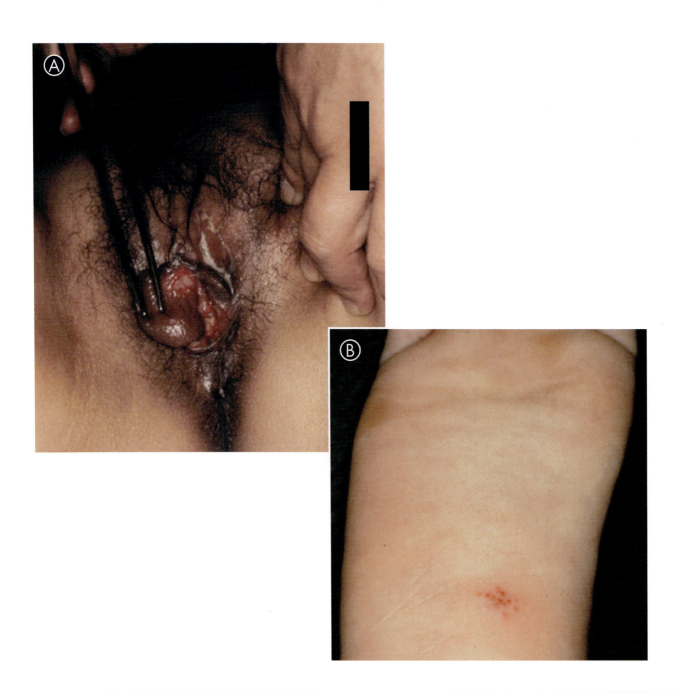

■第2部 各論（アトラス）

4 ヘルペスウイルス感染症
2. 女性性器ヘルペス ⑥臀部ヘルペス　渡辺 大輔

　68歳，既婚．10年前より眼瞼下部のMALTリンパ腫にて化学療法を行うようになってから，以前よりあった性器ヘルペスの再発頻度が高くなるとともに臀部に皮疹が移動してきた（図Ⓐ）．現在はバラシクロビルによる再発抑制療法を行い，再発は抑えられている．

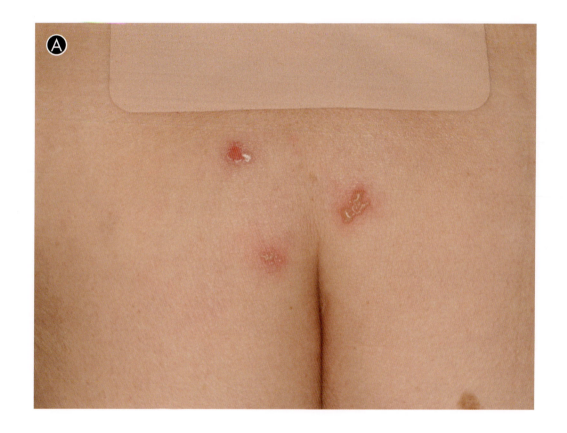

■第2部 各論（アトラス）

4 ヘルペスウイルス感染症
3. 男性性器ヘルペス① 本田 まりこ

症例は30歳，男性．既婚者．

既往歴，家族歴に特記すべきことはない．12月20日忘年会の後で，職場の女性と性交渉．24日，陰茎部に違和感があったが放置．27日，37.8℃に発熱．29日，外陰部に小水疱を形成しているのに気づくが，病院が休みのため5日まで市販薬の外用薬を塗布していた．

陰茎根部から中央部にかけて大小不同の潰瘍がみられ，中央臍窩のある小水疱が5個集簇している（図Ⓐ）．両側鼠径部のリンパ節は指頭大に腫脹している．

蛍光抗体法による迅速診断でHSV-2抗原陽性．HSV抗体価は陰性で，推移を表Ⓑに示す．

初診より約1カ月後に再発（図Ⓒ）．その後も頻回に再発するため再発抑制療法を行い，1年を経過した現在再発はみられていない．

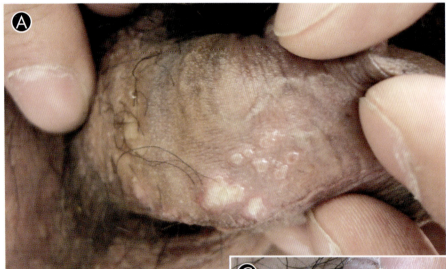

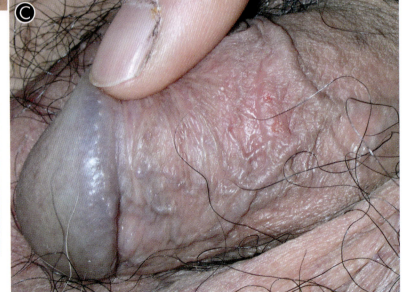

	8病日	37病日	79病日
HSV CF	<4	<4	4
HSV NT-1	<4	<4	<4
HSV NT-2	<4	<4	4
HSV IgG	<2.0	4.8	12.7
HSV IgM	0.74	5.93	3.10
HSV-1 gG	0.02	0.03	0.01
HSV-2 gG	0.03	0.23	1.04

■第2部　各論(アトラス)

4 ヘルペスウイルス感染症
3. 男性性器ヘルペス②　本田 まりこ

症例は33歳，男性．

既往歴，家族歴に特記すべきことはない．3カ月前，陰茎部に疼痛疹が出現．約10日間で治癒．2日前冠状溝に違和感が生じ，放置していたところ皮疹がはっきりしてきたために，当科を受診した．

冠状溝に1個の小水疱を認める（図Ⓐ）．蛍光抗体法でHSV-2抗原が陽性であったが，ウイルスは分離培養できなかった．

抗ウイルス薬のバラシクロビル内服により5日で治癒．その後，数回再発したが症状が軽く放置していた．感冒様症状後陰茎部に小水疱が多発したために再診（図Ⓑ）．今回の皮疹からは，HSV-2ウイルスを分離することができた．

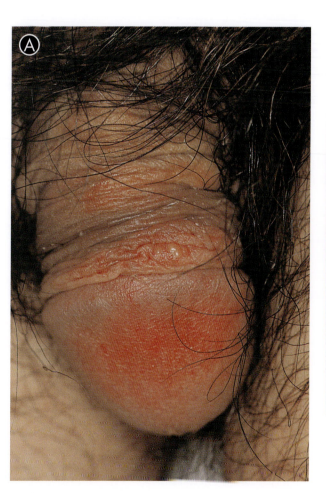

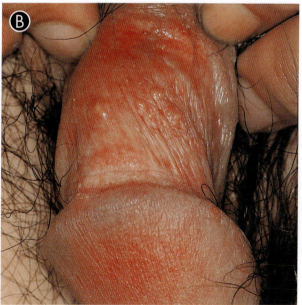

■第2部 各論(アトラス)

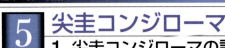

5 尖圭コンジローマ
1. 尖圭コンジローマの診断，治療と予防　三石 剛

I．はじめに

尖圭コンジローマは最寄りの保健所を経由して都道府県知事に届けを必要とする定点把握疾患であり，類型では5類に位置づけられている．

病因はヒト乳頭腫ウイルス（human papillomavirus：HPV）が外陰部や肛門周囲といった皮膚・粘膜の傷から感染し，乳頭状結節が多発することが知られている．尖圭コンジローマはHPV6/11型の感染によって生じるが，本邦ではほとんどがHPV6型の感染による[1]．性行為あるいはその類似行為によって感染するためSTIに属する．

尖圭コンジローマは年間，約4000人が罹患し，女性は10歳代後半，20歳代前半にピークがあり，同年齢の男性よりも罹患率がより高い傾向にある．感染症サーベイランスによると，定点あたりの尖圭コンジローマの報告は2005年の7.30がピークで，近年2010〜2013年の期間では5.44，5.40，5.63，5.90と横ばいの傾向である．

尖圭コンジローマは性行為のみで必ずしも発症しないため，乳幼児にもみられることがある（後述）．

II．感染経路

主に男女間の性行為による直接接触によって皮膚や粘膜の傷からHPVが感染する．潜伏期間は3週〜8カ月といわれ，平均2.8カ月である[2]．commercial sex worker（CSW）の患者にはoral sexによる感染があり，口腔内に病変がみられることがある．また一部の男性同性愛者（MSM）でも肛門周囲や口腔内に病変がみられる．難治例の尖圭コンジローマの患者ではHIV感染者，AIDS患者が含まれていることがあり，健常人と比較し病変内のウイルス量が多いといわれている[3]．したがって尖圭コンジローマの難治例では他のSTIの有無の検索と，パートナーが本人と同様に罹患している可能性が高いためパートナーの追跡は重要である．

また，乳幼児に稀に尖圭コンジローマがみられる．HPVに感染した妊婦の場合，尖圭コンジローマは産道に病変がみられ，大量のウイルスを排泄する．尖圭コンジローマに感染した妊婦が経腟分娩で出産した場合には，母子感染を来すことがある．分娩でウイルスに感染した乳児は咽頭，喉頭，気管支にいたる呼吸器粘膜全体や，ときに肛門周囲に疣贅を形成する．呼吸器粘膜の感染による疣贅の発症は若年性再発性呼吸器乳頭腫症（juvenile-onset recurrent respiratory papillomatosis：JORRP）と称される．JORRPは生後から5歳前後まで再三の治療に抵抗性で再発をくり返す難治例がある[4]．

一方，幼児の肛門周囲の尖圭コンジローマは，父親の陰茎・亀頭に尖圭コンジローマがある場合，稀に入浴時に幼児にHPVが伝播されることがあり，一種の児童性的虐待（child sexual abuse：CSA）ともとれる．米国でも，児童に生じたHPV感染症には10%弱に明らかにCSAがあったという報告がある[4]．

III．臨床症状

男性では亀頭，冠状溝，包皮，女性では大小陰唇，腟前庭，腟，子宮頸部，また男女の肛門周囲や外尿道口に好発する（図❹，❺）．MSMやCSWを中心に口腔内に病変がみられることがある（図❻）．稀に乳幼児では産道感染やCSAによって肛門周囲にみられる（図❼）．

臨床的に乳頭状，鶏冠状を呈し，皮膚常色，褐色調を呈する丘疹が多発する．癒合してカリフラワー状の結節，局面を呈することもある．ときに黒色調結節が多発するためBowen様丘疹症との鑑別に苦慮することがある．

IV．病理組織学的所見

表皮肥厚，乳頭腫症が基本構築で，表皮内に空胞化細胞（koilocytosis）を多数認める．この変化は細胞病原性効果（cytopathic effect：CPE）と呼ばれる．CPEは尖圭コンジローマに特徴的な所見を呈し，有棘層の中層

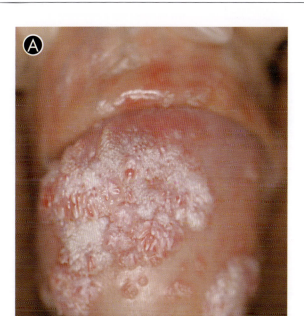
亀頭に生じた尖圭コンジローマ

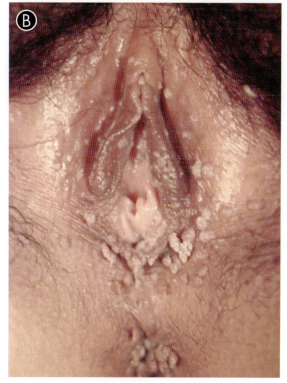
外陰・肛門周囲の尖圭コンジローマ

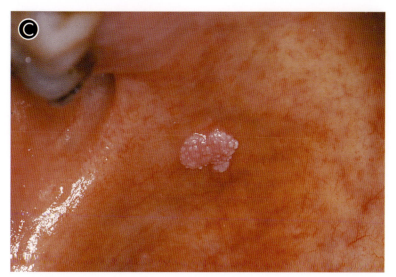
HIV陽性患者の口腔内に生じた尖圭コンジローマ

5 尖圭コンジローマ

1. 尖圭コンジローマの診断，治療と予防

レベルまでみられることがしばしばある（図E）．

また病型上問題となる巨大尖圭コンジローマは，臨床的に尖圭コンジローマ様外観の巨大腫瘍であり，病理組織学的に尖圭コンジローマの基本構造を呈するが，一部に細胞の核異型像や高分化型の有棘細胞癌の像がみられる．この病型は疣状癌（verrucous carcinoma：Bushck Löwenstein tumor）と呼称され，HPV16，18型などのハイリスク型HPV感染で生じる[5]．

V．検査

① 視診，コルポスコピー

尖圭コンジローマは外陰部，肛門周囲に通常認められることと特徴的な形態から視診で容易に診断がつくが，ときに色素沈着を伴う場合にはBowen様丘疹症との鑑別が必要となってくる．女性の場合には病巣範囲を確定するには，子宮頸部や膣，外陰部を酢酸溶液で処理した後，コルポスコピーで観察する．

② PCR法

また巨大尖圭コンジローマは有棘細胞癌に類似するため病理組織学的診断に加え，PCR法による型判定によって診断を要することもある．通常，診断学的に核酸を検出する方法が確実であり，①PCR法，②In situ hybridization法，③Southern Blot法，④Hybrid Capture法などがある．

PCR法には粘膜型を増幅可能なプライマー（L1C1/C2（C2m），MY09/11，GP5/6，CP65/70，SKF1,2/R1,2）が使用されるが，とくにPCR-RFLPは，L1C1/C2（C2m），MY09/11，SKF1,2/R1,2で増幅しえたPCR産物を種々の制限酵素で切断し，その切断パターンから型決定をおこなうことから，遺伝子塩基配列を解析する必要がない簡便さがある（図F，G）．

また重複感染の検索を試みる場合にはTA-cloningが

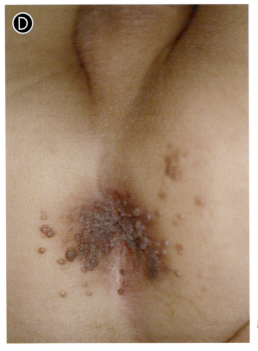

産道感染によって肛門周囲に生じた尖圭コンジローマ（2カ月の乳児例）

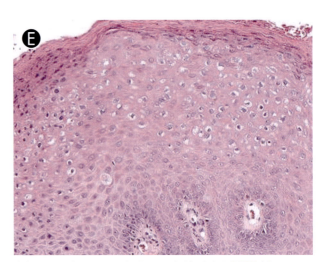

表皮上層から中層にかけてkoilocytosisがみられる（HE染色）

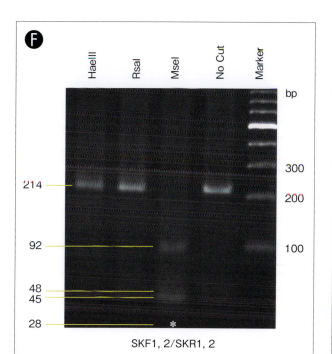

PCR-RFLPによる解析でHPV6 DNAの検出

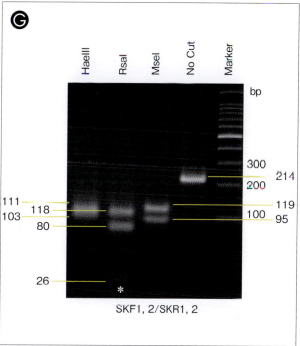

PCR-RFLPによる解析でHPV11 DNAの検出

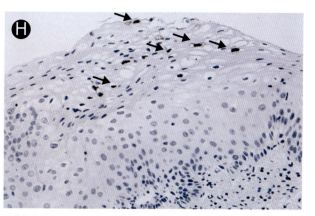

酵素抗体法によるHPV抗原の検出

用いられる．すなわちTaq DNAポリメラーゼの特性を用いてPCR産物を精製後，vectorに組み込む方法である．この方法では増幅されたPCR産物から複数のHPV遺伝子を確認することが可能である．重複感染を解析するにはこの方法がもっとも信頼度が高い．一方で前述のHybrid Capture法は非常に簡便な方法ではあるが，クロスハイブリダイゼーションを来たし，偽陽性のHPV遺伝子型を検出する難点がある．

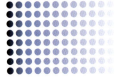

5 尖圭コンジローマ
1. 尖圭コンジローマの診断，治療と予防

尖圭コンジローマの治療（欧州のガイドライン2012）

推奨度と エビデンスレベル	治療
A, Ib	液体窒素凍結療法
A, Ib	トリクロル酢酸
A, Ib	0.5％ポドフィロックス溶液または 0.15％クリーム
A, Ib	イミキモドクリーム5％
【外科的切除】	
A, Ib	電気焼灼法
B, IIa	レーザー治療

Lacey CJN et al. J Eur Deramtol Venereol 2012より引用改変

巨大尖圭コンジローマには時折重複感染がみられる．病変部の一つの感染細胞にHPVが重複感染している可能性と一つの病変内に異なる種類のHPVが混在している可能性が考えられている．

③ **免疫組織学的酵素抗体法**

免疫組織学的に酵素抗体法によるHPV抗原の陽性率は尋常性疣贅や扁平疣贅と異なり低く，尖圭コンジローマの約60％程度に陽性所見がみられる（図❶）．ときに明らかなkoilocytosisに一致して陽性所見が得られない場合を見受け，それらの細胞内にはHPVがウイルス粒子を作っていない可能性がある．その際には診断学的に前述した核酸検出法が有用である．

VI. 治療と予防

欧州の治療ガイドライン2012年によると，推奨される治療法のなかで，自宅での治療では①0.5％ポドフィロックス溶液または0.15％クリームの外用，②イミキモド5％クリーム外用，③緑茶抽出軟膏（sinecatechins軟膏）外用であり，病院または医院での治療には①液体窒素凍結療法，②トリクロル酢酸外用，③外科的治療が推奨されている（図❶）．一方，発がん性の問題があるポドフィリンの外用やインターフェロンの使用は勧められていない[6]．

本邦では外用療法として保険適用のあるイミキモド5％クリームが第一選択となる．しかし，他にも自費診療ではあるが，ジフェニルシクロプロペノン（DPCP）やスクワレン酸ジブチルエステルといった薬品を用いた接触免疫療法は，尖圭コンジローマの治療として有効な症例も少なくない（図❶，❷）[7]．また，CO_2レーザーや電気焼灼によって，いったん尖圭コンジローマの病変を縮小または消失させ，イミキモド5％クリームを外用すると，比較的早期治癒と再発予防が期待できる（図❶）．

尖圭コンジローマの治療終了後は数カ月間，経過を観察をして再発があるか否かを観察することが望ましい．また患者の病変が治癒しても，予防としてコンドームの使用は重要であるが，パートナーがHPVに感染している限り患者への再感染の可能性があるので，パートナーも必ず専門医を受診し，症状があれば治療が必要となる．

VII. 尖圭コンジローマのHPV予防ワクチン

近年，尖圭コンジローマに対するHPV予防ワクチンはHPV 6/11/16/18の4価ワクチン（ガーダシル®）が

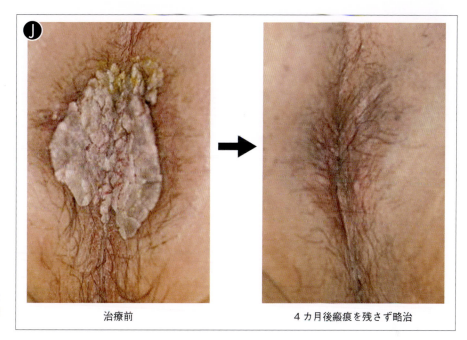

接触免疫療法にて肛門を占拠された尖圭コンジローマは治癒（MSMの症例）

治療前　　　　　4カ月後瘢痕を残さず略治

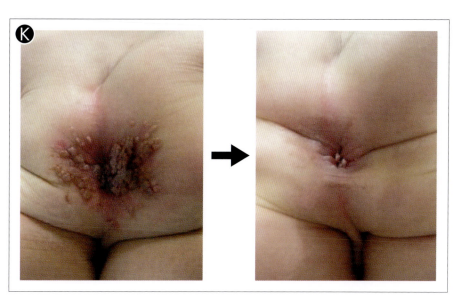

接触免疫療法にて肛門周囲の尖圭コンジローマの治療例（乳児の症例）

5 尖圭コンジローマ
1. 尖圭コンジローマの診断，治療と予防

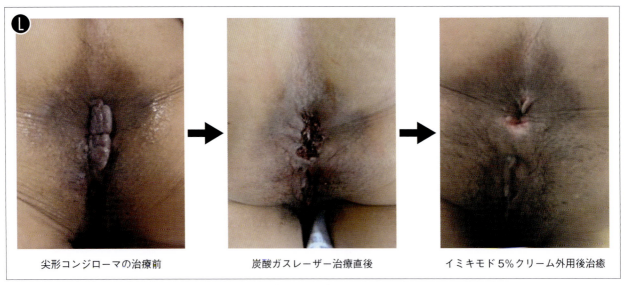

尖形コンジローマの治療前　　　炭酸ガスレーザー治療直後　　　イミキモド5%クリーム外用後治癒

炭酸ガスレーザー治療とイミキモド5%クリーム外用で尖圭コンジローマは治癒

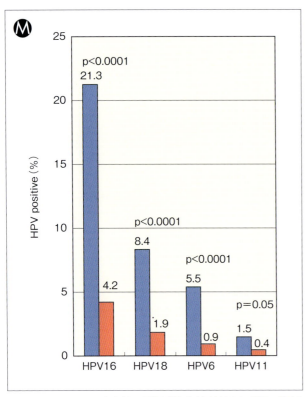

豪州における18～24歳女性のHPV感染率(文献10より引用，改変)
青：2005～2007(ワクチン導入前)，赤：2010～2012(ワクチン導入後).

欧州，米国，オセアニアらの先進国を中心に使用されている．接種回数と間隔はそれぞれ，3回，0，2，6カ月となっている．海外でのガーダシルの使用承認は2006年6月で，わが国では2011年8月に承認されている．尖圭コンジローマの原因は主としてHPV6/11型であることから，約90％以上に尖圭コンジローマの発症を予防できると考えられている[8]．対象患者は9〜26歳の患者を中心に接種を行っている．

また最近，ハイリスクHPV型を5価増加したHPV6/11/16/18/31/33/45/52/58の9価ワクチン（ガーダシル9®）が開発され，各国で承認され使用されている．ガーダシル9の対象患者は女性ばかりでなく，男性も対象とした国もある[8,9]．

豪州では2005〜2007年のガーダシル導入前の集団接種と承認後の2007年から，大規臨床試験で12〜13歳の女子と13〜26歳の女性に2年間の接種を実施した．ガーダシル導入前の2005〜2007年と導入後の2010〜2012年と比較検討したところ，4価のHPVの感染率は全体で約80％もの減少となった[10]．また尖圭コンジローマの原因のHPV6型，HPV11型の感染率はそれぞれ5.5％→0.9％，1.5％→0.4％と著明に低下している（図）．

Ⅷ．おわりに

尖圭コンジローマはSTIのみではなく，前述の母子感染によるJORRPの発症の問題があり，ワクチン接種によるJORRPの予防にも大いに意義がある．しかし本邦では2013年3月でのHPVワクチン接種による副反応問題のマスコミによる報道から，安全性について見直すこととなった．現在HPVワクチン接種が滞っている状況である．ワクチン接種者の健康被害の発生には救済，補償は必須であり，専門医療機関による有害事象についての検討は行われている．なお現在，HPVワクチン接種を中止した先進国はないというのが海外の状況である．

文献

1) Mitsuishi T et al：BMC Cancer 10：118, 2010
2) Drake LA et al：J Am Acad Dermatol 32：98, 1995
3) Friedman HB et al：J Infect Dis 178：45, 1998
4) Sinclair KA et al：Pediatrics 116：815, 2005
5) Schwartz RA：J Am Acad Dermatol 32：1, 1995
6) Lacey CJ et al：J Eur Acad Dermatol Venereol 27：263, 2013
7) 三石 剛：日皮会誌 116：13, 2110, 2006
8) Giuliano AR et al：N Engl J Med 364：401, 2011
9) Joura EA et al：N Engl J Med 372：711, 2015
10) Tabrizi SN et al：Lancet Infect Dis 14：958, 2014

5 尖圭コンジローマ
2. 男性尖圭コンジローマ 三石 剛

男性の尖圭コンジローマは陰茎亀頭，冠状溝，包皮，陰嚢に乳頭状の隆起性結節病変がみられる（図Ⓐ）．尿道にもみられることがあるが，一般に膀胱への進展はない．色調は正常皮膚色が多いが，ときに褐色〜黒色調の尖圭コンジローマを認める．病因は主として性行為や類似行為によるヒト乳頭腫ウイルス（HPV）6あるいは11型の感染である．MSMでは外陰部以外に口腔内をはじめ，肛門，直腸内にも病変がみられることがある（図Ⓑ）．また男性の包皮，陰嚢，鼠径部に黒褐色調尖圭コンジローマが生じた時には臨床的にBowen様丘疹症との鑑別が困難な例がある（図Ⓒ，Ⓓ）．治療はイミキモド5％クリームの外用，液体窒素凍結療法，炭酸ガスレーザーなどがあるが，再発をくり返す抵抗性の例が存在する．

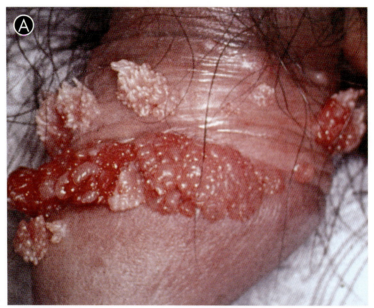

亀頭・冠状溝・包皮に発症した尖圭コンジローマ

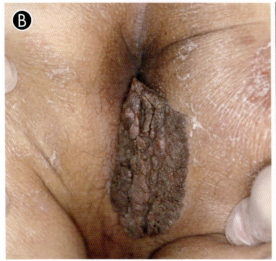

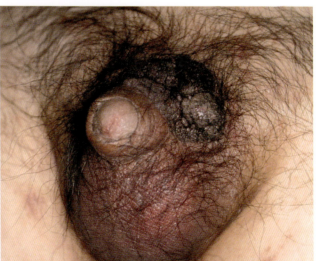

MSMの包皮・肛門周囲に生じた尖圭コンジローマ

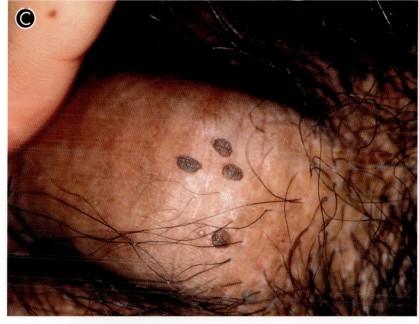

Bowen様丘疹症との鑑別が必要であった，包皮に生じた色素性尖圭コンジローマ

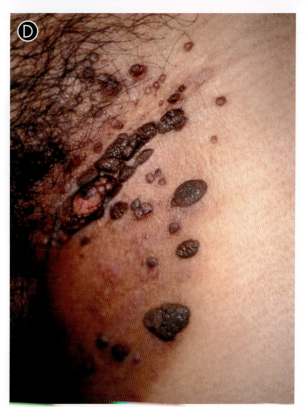

鼠径部に生じた色素性尖圭コンジローマ

5 尖圭コンジローマ
3. 女性尖圭コンジローマ 笹川 寿之

外陰部の疣（イボ）としては尖圭コンジローマがもっとも頻度が高いが、子宮頸癌を誘発する高リスクHPV型感染によるBowen様丘疹症も重要である。これらすべてを含めて、欧米では外陰部疣贅と呼んでいる（表Ⓐ）。

図Ⓑ、Ⓒは23歳女性の異なる時期に撮影した尖圭コンジローマである。処女膜外側の膣前庭部に発生した白色の乳頭状病変（図Ⓑ白矢印、黄色矢印）と、その半年後の典型的尖圭コンジローマである（図Ⓒ青矢印）。図Ⓒの黄色矢印は図Ⓑの黄色矢印のコンジローマの半年後の変化である。一方、青矢印は会陰部に発生したコンジローマである。このように、尖圭コンジローマが子宮頸部（図Ⓓ）、膣、膣前庭部（図Ⓑ）などの粘膜に発生する

と白色または背景色の乳頭腫様隆起病変となり、会陰部や陰唇外に発生するときは背景色よりやや黒っぽい鶏冠状のイボとなる。図Ⓑと図Ⓒの黄色矢印のように、発生初期には白色の軟らかい乳頭腫であっても、時間がたてば角化して硬くなるようである。

子宮頸部や膣に発生する尖圭コンジローマは、酢酸処理しないと判別できない場合がある。図Ⓓ、Ⓔは22歳の女性の子宮頸部に発生した尖圭コンジローマで、性行為後の出血を主訴に受診した。初診時の医師はコンジローマの存在に気づかなかったが、筆者がコルポスコピーで注意深く観察すると尖圭コンジローマに特徴的な所見がみられた。尖圭コンジローマの特徴として、性器の左右非対称性に発生する、乳頭はイボの表面で分岐し

誘発病変	原因HPV型	原因の可能性があるHPV型
尖圭コンジローマ（外陰部）	6, 11	40, 42, 43, 44, 55, 62
尖圭コンジローマ（子宮頸部・膣）	6, 11	40, 42, 43, 44, 55, 62
Bowen様丘疹症	16, 18	31, 33, 35, 39, 45, 51, 52, 56, 58

Ⓐ 外陰部疣贅

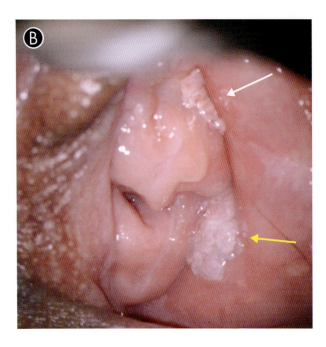

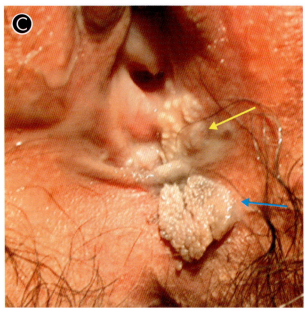

ている，乳頭内にヘアピン状血管構造をみる（図D矢印），酢酸処理で白色化する（図E）などがあげられる．

一方，尖圭コンジローマとよく誤診される正常バリエーションとして膣前庭部乳頭がある．膣前庭部乳頭は陰部の左右対称性に発生し，乳頭突起は基部から分岐している．乳頭内に血管は透見されない，酢酸処理で色調は変化しないなどの点で尖圭コンジローマとは異なる[1]．

上記の尖圭コンジローマ（図D，C，D，E）組織からHPV6型が検出された．われわれの検討では，典型的尖圭コンジローマの約9割はHPV6型であり，約1割がHPV11型である（表A）．これら以外のHPV型が本当に尖圭コンジローマを作るかどうかはいまだに明らかではない（表A）．

図F（矢印）は色素沈着を伴った表面平滑な円形のイボであり，尖圭コンジローマとは少し異なる．これはBowen様丘疹症のイボであり，病理組織学的には外陰部上皮内新生物（vulvar-intraepithelial neoplasia grade 2, grade 3；VIN2, VIN3）と診断される．本症例ではHPV16型が陽性であった．Bowen様丘疹症は子宮頸部の前癌病変と同様に，HPV16型などの高リスクHPVが原因である（表A）．VIN2, VIN3病変は子宮頸部のCIN2, CIN3と同様に外陰部癌の前駆病変であり，放置するとWarty（Condylomatous）あるいはBasaloidタイプの癌となる[2]．

文献
1) Prieto MAR et al：Int J Dermatol 43：143, 2004
2) Kurman RJ et al：Am J Surg Patol 17：133, 1993

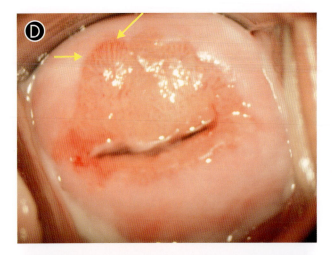

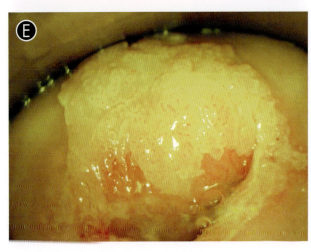

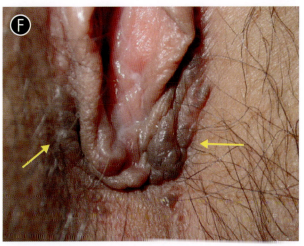

5 尖圭コンジローマ
4. Bowen様丘疹症　三石　剛

　Bowen様丘疹症（BP）は外陰部や肛門周囲の皮膚・粘膜移行部に散在あるいは集簇する褐色から黒色調の丘疹であり，自覚症状はとくにない．ときに小丘疹が癒合して局面を形成する（図Ⓐ，Ⓑ，Ⓒ）．病理組織学的にBowen病との区別がつかない疾患であり，Kopfらが一つの独立した疾患として提唱した[1]．また色素性尖圭コンジローマとの臨床的鑑別が困難な場合がある．一般に20～30歳代の性活動の盛んな年代に好発し，病変からハイリスク型のヒト乳頭腫ウイルス（HPV）16型などが検出されることが多い（図Ⓓ）．BPは自然消褪することがあるが，有棘細胞癌（SCC）に進展することもある[2]．SCCへの進展は移植患者や免疫抑制患者に比較的多い．

文献
1) Kopf AW et al : J Dermatol Surg Oncol 3 : 265, 1977
2) Jablonska S et al : Br J Dermatol 141 : 576, 1999

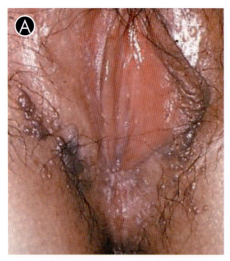
大陰唇・小陰唇に生じたBowen様丘疹症

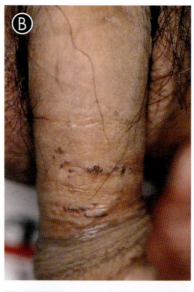
陰茎包皮に生じたBowen様丘疹症

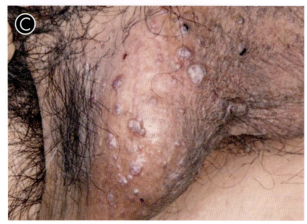
陰嚢に生じたBowen様丘疹症

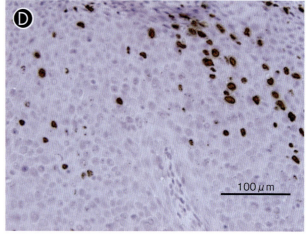
表皮上層の腫瘍細胞の核に一致したHPV 16 DNA陽性所見
（*In situ* hybridization法）

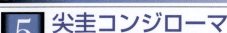 5. HPV感染と子宮頸癌　笹川 寿之

　子宮頸部や腟粘膜上皮から51種類のHPV型が検出されており，ヒトパピローマウイルス（Human papilloma virus：HPV）は，そのE1, E2, L1, L2遺伝子の配列からの図❹のように系統樹分類されている[1]．癌を誘発する高リスク型HPVは，Alpha-5, 6, 7, 9, 11に属する．一方，低リスク型はコンジローマの原因であるHPV6, 11型の属するAlpha-10があり，それ以外にもAlpha-1, 3, 8, 13, 14に属するタイプがある．これらの低リスク型のうち，Alpha-10以外のほとんどの粘膜型HPVは尖圭コンジローマのような明らかな疣贅は作らない．したがってHPV感染の多くは，HPV-DNA検査か細胞診でしか発見できない（表❹，図❹❺❻）．

　WHOが規定する高リスク型はHPV**16**, **18**, **31**, **33**, **35**, **39**, **45**, **51**, **52**, **56**, **58**, **59**型であるが[1]，日本の子宮頸癌ではHPV53, 67, 68, 69, 70, 82型も検出されている（表❹）．したがって，実際のところは，明ら

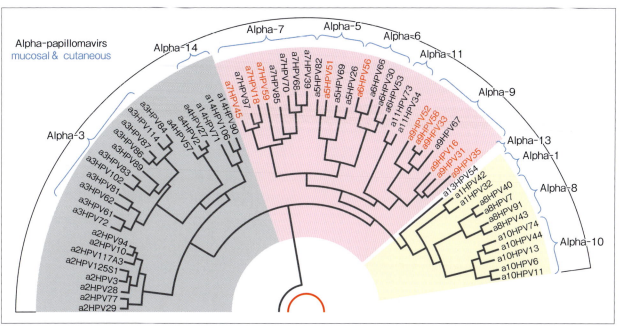

Ⓐ HPV型分類と癌化能

誘発病変	原因HPV型	原因の可能性があるHPV型
子宮頸部・腟上皮内腫瘍grade 1（CIN1）	**16**, **18**, 26*, 30, 34*, **39**, **45**, **51**, **52**, 53, 54, 66*, 67, 69, 70, 73, 82	32, 40, 42, 44, 61, 62, 71, 72, 74, 81, 83, 84, 85, 86, 87, 89
子宮頸部・腟上皮内腫瘍grade 2, 3（CIN2，CIN3）	**16**, **18**, **31**, **33**, **35**, **39**, **45**, **51**, **52**, 53, **56**, **58**, **59**, 66*, 67, 68, 69, 70, 73*, 82	26*, 34*, 54
子宮頸部・扁平上皮癌	**16**, **18**, **31**, **33**, **35**, **39**, **45**, **51**, **52**, **56**, **58**, **59**	53, 66*, 67, 68, 69, 70, 73*, 82
子宮頸部・腺癌・腺扁平上皮癌	**16**, **18**, **45**	**39**, 53, **59**, 68, 69

赤字：WHOが規定する高リスク型
青字：日本の高リスク型

＊，日本の検体では検出されていない

5 尖圭コンジローマ

5. HPV感染と子宮頸癌

かに癌を誘発する高リスク型，おそらく癌を誘発するタイプ，リスク不明なタイプ，低リスク型に分けられる．「おそらく癌を誘発すると思われるHPVタイプ」はCIN3では高率に検出されるが，浸潤癌でみつかることは稀である．これらの高リスク型は，ほとんど子宮頸部の扁平上皮癌から発見されており，腺癌からはHPV16, 18, 45型などが検出される．

日本の大規模研究[2]から，婦人科を受診する15〜19歳までの一般女性の約4割，20〜24歳女性の約3割にHPV感染が発見される．若い女性におけるHPV感染の多くは一過性かつ多重型HPV感染であり，10〜15%は3年以上長期間感染するとされているが，他は排除され，自然治癒していく．さらに長期感染すると，最終的に1つのHPV型が選別され，感染者の0.1〜2%が癌になる（図C）．しかし，発癌の確率は一定ではなく，HPV16型の感染では15〜30%がCIN2以上の前癌病変に進展するとされている．このようなHPV型の違いのみならず，HPVに対する免疫が誘導されるか否か，受動を含む喫煙の有無，10年以上のピル服用などの環境因子によって癌化するかどうか決定されると思われる[3]．

子宮頸部の前癌病変はcervical IN (CIN) と呼ばれるが，これが腟壁にできるとvaginal IN (VAIN) といい，外陰部にできるとVulvar intraepithelial neoplasia (VIN)（→p.118, 女性尖圭コンジローマ 参照）と呼ばれる．CINに比べVAINやVINの高度病変は稀であるが，VAINは予想以上に多くの女性に存在することが判明しつつある．

子宮頸部や腟壁において，HPV6, 11型は肉眼でも確認できる白色の乳頭状扁平病変（子宮頸部尖圭コンジローマ）を形成するが（図D-①），それら以外のHPVは明らかな疣（イボ）を形成せず，酢酸処理して初めて明らかとなる白色上皮（図E，図F）を形成する．したがって，ほとんどの子宮頸部HPV感染病変は，HPV-DNA検査やコルポスコピー検査でしか発見できない．HPV検査で見つかった感染病変やCIN1は主として子宮頸部や腟のどこでも発生する（図D，E）．これらの初期病変は表面平滑（図D-②），クレーター状（図E-②），あるいは，表面やや粗糙な白色上皮を形成する（図E-①）．さらに進行した前癌病変（CIN2, CIN3）は子宮頸部の扁平上皮と円柱上皮の境界部位SC-junctionに沿って発生

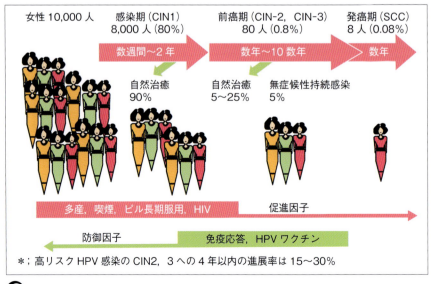

C 子宮頸部HPV感染から子宮頸癌発症までの自然史

することが多く，白色上皮（図Ｆ矢印），赤点斑，モザイク状の白斑を呈する．病理組織学的には，図Ｅは子宮頸部上皮内新生物（Cervical intraepithelial neoplasia：CIN）grade-1（CIN1），図ＦはCIN2であった．

　扁平上皮癌（図Ｇ）は，易出血性の異常血管を伴う腫瘤を形成し（図Ｇ），自壊して潰瘍となる場合もある．

文献
1) Doorbar J：Rev Med Virol 25：2, 2015
2) Sasagawa1 T et al：J Med Virol 88：324, 2016
3) Sasagawa T et al：J Infect Chemother 18：807, 2012

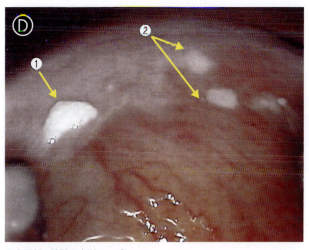

子宮頸部・腟壁の尖形コンジローマ

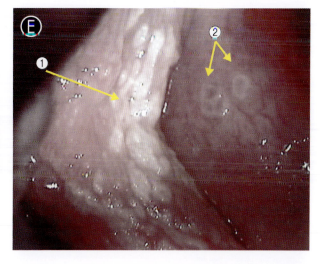

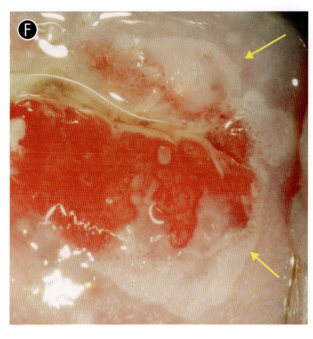

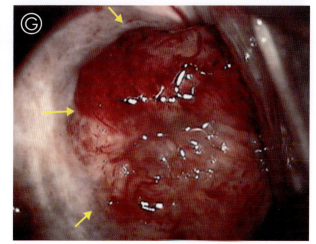

扁平上皮癌

Ｅを酢酸処理してコルポスコピーで観察

■第2部 各論（アトラス）

5 尖圭コンジローマ
6. HPVワクチン　笹川 寿之

　HPVはヒトの扁平上皮にしか感染できないため，動物などを用いて大量生産することができない．そのためにワクチン開発は遅れた．遺伝子工学の進歩により，1990年代に入り昆虫細胞や酵母を用いてHPV粒子とほぼ同じ構造のHPV様粒子virus-like particle（VLP）と呼ばれる高次蛋白ができることが判明した（図Ⓐ）[1]．

これはL1蛋白が5つ集合したカプソメアーといわれる単位が72個集まってできる集合体であり，正20面体構造をとっている（図Ⓐ）．これに免疫賦活剤であるアジュバントを加えたのが，現在普及しているHPV感染予防ワクチンである．日本メルク社のガーダシルとGSK社（日本ワクチン社）のサーバリックスの2種類があり（表Ⓑ），前者はHPV6, 11, 16, 18型の4タイプ，後者はHPV16, 18型の2種類の感染を防御する．これらのワクチンによる感染予防効果はほぼ100％とされており，中学生・高校生の年齢の女子に接種することが有効であるとされている．このワクチンはウイルス遺伝子を含んでおらず，感染性がない．そのため理想的なワクチンとして世界中で注目されている．残念ながら日本では，重篤な副反応が発生したとして現在は積極的な接種推奨が差し控えられているが，世界中で1億回以上の接種がされており，安全性は担保されている[2]．

　HPVに対する抗体の誘導には，自然免疫を誘導することが重要である（図Ⓒ）．筋行内に投与されたアジュバントは自然免疫を活性化し，HPV-VLPは抗原として

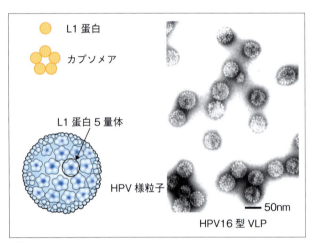

Ⓐ　ヒトパピローマウイルス様粒子（HPV-VLP）

	Cervarix（グラクソ・スミスクライン）	GARDASIL（メルク万有）
1接種分の容量	0.5 mL	0.5 mL
アジュバント（免疫増強剤）	AS04（GSK独自開発） Al(OH)3　　500 μg MPL　　　　50 μg	アルミニウム塩　225 μg
L1-HPV6	—	20 μg
L1-HPV11	—	40 μg
L1-HPV16	20 μg	40 μg
L1-HPV18	20 μg	20 μg
蛋白発現系	バキュロウイルス Hi-5細胞	酵母
接種スケジュール	0, 1, 6カ月	0, 2, 6カ月
承認	EU，オーストラリアなど59カ国で承認を取得	米国，EUなど90カ国で承認を取得
特徴	アジュバントが強力で，高い抗体価を維持でき，近縁HPV型に対する交差反応性が高い．	頸癌のみならず，尖圭コンジローマも予防できる．男性にも用いられる．

Ⓑ　HPV感染予防ワクチン

作用して，その情報は樹状細胞によってリンパ節にあるTリンパ球に伝えられる．最終的には抗原認識したBリンパ球が同じ抗原を認識したTリンパ球（ヘルパーTリンパ球）によって刺激されて，プラズマ細胞に変化して抗体産生する．

　このワクチンは肩の筋肉内に注射する（図C）．神経や血管に接種しないように注射する技術を必要とする．接種後，翌日以降に注射部位の腫脹，疼痛などの局所反応が出る．この副反応はHPV-VLPに加えられたアジュバントの作用であるとされている．HPV-VLPは皮膚に存在するランゲルハンス細胞を刺激しないことが証明されているため，HPV-VLPのみで炎症を起こさない可能性がある．そこでアジュバントが必要であり，その添加により，局所の炎症を誘発し，予防効果を10年以上効かせるほどの強力な免疫が誘導されると考えられている．

　現在，子宮頸癌によって20～30代では200人以上，全年齢では約3500人もの女性が毎年亡くなっており，その数は毎年増加傾向にある．一方，このワクチン接種によって，20代の癌の9割，30代の約8割が予防でき，女性全体では7割近くの子宮頸癌の発生が阻止されると見込まれる．この現実を考慮すれば，現在の副反応問題を解決してHPVワクチン接種を早急に復活すべきと考えるのは医師として当然の立場であろう．

文献
1) 笹川寿之：産婦人科の実際 59：615，2010
2) Castle PE et al：Epidemiol Infect 144：449, 2016

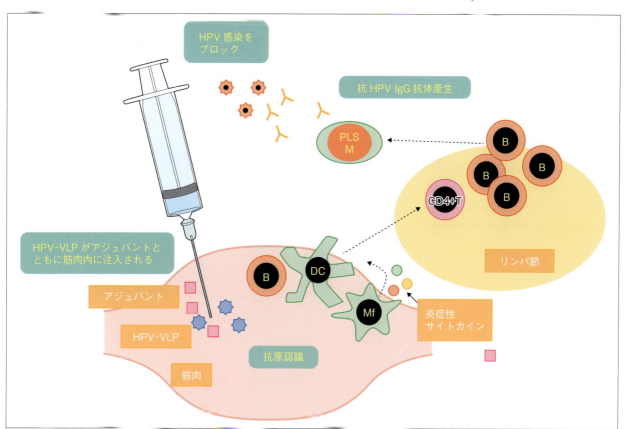

C　HPVワクチンの原理

■第2部 各論（アトラス）

後天性免疫不全症候群
1. 後天性免疫不全症候群の診断と治療
斎藤 万寿吉

I. はじめに

1981年，アメリカのロサンゼルスにおいてニューモシスチス肺炎およびカポジ肉腫の患者が急増し，著しい免疫不全がその原因となっていることが判明した．アメリカ疾病管理予防センター（Centers for Disease Control and Prevention：CDC）はAcquired Immune Deficiency Syndromeと命名し，その頭文字をとってAIDSと呼称されるようになった．患者は男性同性愛者，麻薬常用者，血友病患者などに多く認められ，血液・体液を介したウイルス感染症であることが推測された．精力的に研究が行われた結果，1983年にhuman immunodeficiency virus：HIV（発見当初はlymphadenopathy associated virus：LAVと言われていた）が発見された．1986年に西アフリカ由来のHIV-2が報告されたため，それまでのHIVはHIV-1とされた．

HIVはRNAウイルスのレトロウイルス科レンチウイルス属に属する．逆転写酵素を持ち，感染細胞内でRNA遺伝子をDNAへと逆転写し，核内へ侵入して感染細胞DNAに組み込まれるという特徴的な感染様式をとる．主に血液や体液を介して体内に侵入したHIVはまず樹状細胞に感染する．HIVに感染した樹状細胞はリンパ節に移動し，感染後2日以内にHIVは局所リンパ節内で増殖を開始する．さらにその後3日以内には血液中にHIVが認められるようになり，全身に拡散する．HIVは主にCD4陽性リンパ球に感染し，そこで増殖するとともにその数を減らすことにより細胞性免疫不全を引きおこす．この免疫不全の状態がAIDSである．

1990年代なかばまでAIDSは「死に直結する特別な不治の感染症」と認識されていたが，1996年ころより開始された抗レトロウイルス療法（Anti-Retroviral Therapy：ART）（以前は多剤併用抗HIV療法Highly Active Anti-Retroviral Therapy：HAARTと言われていた）が導入されてから致死率が劇的に改善した．現在は，適切な時期に適切な治療を行えば「長期生存が可能な不死の慢性感染症」として捉えられるようになってきている．

HIVは冒頭で述べたように1983年に発見された比較的歴史の浅い感染症である．しかし歴史の浅さとはうらはらに患者数は急増し，現在ではマラリア，結核とともに世界三大感染症の一つとなっている．国連合同エイズ計画（UNAIDS）の推計では2014年末の時点で感染者数は3690万人とされる．ARTにより死亡率が低下したため総患者数は増加しているが，新規感染者に関しては世界各国の予防対策やARTが普及しつつあることから徐々に減少傾向となっている．新規感染者に関しては，2014年では年間200万人（2000年より35％減），エイズによる死亡者数は年間120万人（ピークだった2004年より42％減）となっている[1]．世界的な傾向からは遅れているが，本邦においても2014年の新規HIV/AIDS患者数はHIV感染者1091件，AIDS患者455件であり，新規患者数はプラトーに達した感がある（図Ⓐ）．しかし，男性同性間の性的接触による感染が多いことや，新規報告数のうち，AIDSを発症後に診断される，いわゆる"いきなりAIDS"の報告数が例年全体の3割程度を占めており，この割合が減少していない点は依然として問題である[2]．

II. HIV感染症の自然経過（図Ⓑ）

1. 急性感染期

HIVに感染後2～4週間が経過すると体内で急激なHIVの増殖が始まり，感染者の多くに発熱，リンパ節腫大，咽頭炎，関節痛，筋肉痛，皮疹などの症状が認められる．インフルエンザ，麻疹，風疹，伝染性単核球症などのウイルス感染症や一部の薬疹に症状が類似しており，1～2週間ほどで軽快する．医療機関を受診しても見逃されることも多い．HIV抗体検査を施行しても陰性となるウインドウピリオドにあたるため偽陰性が多く，HIV

感染を強く疑う場合にはPCR法が有用である（ただし保険適応に注意が必要）．

HIVに対する特異的な免疫反応によりウイルスは一時的に減少するが，完全には排除されない．やがて活発に増殖するウイルスとそれを抑え込もうとする免疫系が拮抗し，慢性感染状態へと移行する．

2．無症候期

感染から数カ月経過すると無症候期に移行する．以前は無症候期間の平均は約10年程度と考えられていたが，近年，感染後数年でAIDSを発症する症例が散見されるようになった．感染から発症までの期間が短くなっている可能性も示唆されており，今後の動向に注意が必要である．

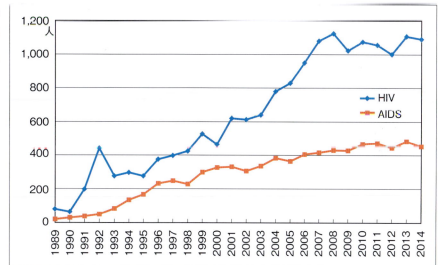

A HIV感染者およびAIDS患者の新規報告数年次推移　1999～2014[1]
厚生労働省エイズ動向委員会：平成26年エイズ発生動向年報[1]より一部改編

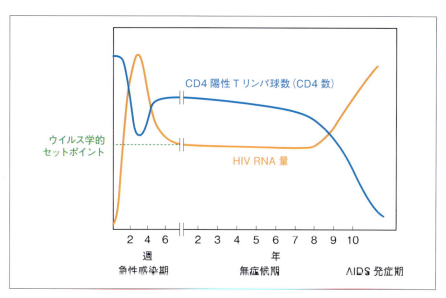

B HIV感染症の臨床経過
抗HIV治療ガイドライン（2016年7月改訂版）[5]より一部改編

127

6 後天性免疫不全症候群

1. 後天性免疫不全症候群の診断と治療

無症候期においてはほとんど自覚症状がみられない．しかしHIVは潜伏しているわけではなく活発にウイルスの産生が行われ，CD4陽性細胞への感染と破壊をくり返している．その結果，徐々にCD4陽性細胞が減少していく．

3. AIDS期

CD4陽性リンパ球が200/μLを下回るころから種々の日和見感染症を呈するようになる．厚生労働省エイズ動向委員会の定めるAIDS指標疾患（表❸）に示された23の疾患もしくは状態が認められるとAIDS発症と診断される[3]．ARTが行われない場合，AIDS発症から死亡に至るまでの期間は約2年とされる．

Ⅲ．HIV/AIDSの検査

HIVの診断は原則として日本エイズ学会と日本臨床検査医学会の推奨法[4]に従い行う．スクリーニング検査として，HIV-1抗原とHIV-1, 2抗体の同時測定系キット（第4世代）の使用が推奨されている．感染初期におい

❸ AIDS指標疾患

A. 真菌症	1. カンジタ症（食道，気管，気管支，肺） 2. クリプトコッカス症（肺以外） 3. コクシジオイデス症[1] 4. ヒストプラズマ症[1] 5. ニューモシスチス肺炎
B. 原虫感染症	6. トキソプラズマ脳症（生後1カ月以後） 7. クリプトスポリジウム症（1カ月以上続く下痢を伴ったもの） 8. イソスプラ症（1カ月以上続く下痢を伴ったもの）
C. 細菌感染症	9. 化膿性細菌感染症[2] 10. サルモネラ菌血症（再発をくり返すもので，チフス菌によるものを除く） 11. 活動性結核（肺結核または肺外結核）[1,3] 12. 非結核性抗酸菌症[1]
D. ウイルス感染症	13. サイトメガロウイルス感染症（生後1カ月以後で，肝，脾，リンパ節以外） 14. 単純ヘルペスウイルス感染症[4] 15. 進行性多巣性白質脳症
E. 腫瘍	16. カポジ肉腫 17. 原発性脳リンパ腫 18. 非ホジキンリンパ腫（a. 大細胞型・免疫芽球型，b. Burkitt型） 19. 浸潤性子宮頸癌[3]
F. その他	20. 反復性肺炎 21. リンパ性間質性肺炎／肺リンパ過形成：LIP/PLH complex（13歳未満） 22. HIV脳症（認知症または亜急性脳炎） 23. HIV消耗性症候群（全身衰弱またはスリム病）

1) a：全身性に播種したもの，b：肺，頸部，肺門リンパ節以外の部位に起こったもの
2) 13歳未満で，ヘモフィルス，連鎖球菌等の化膿性細菌により以下のいずれかが2年以内に，2つ以上多発あるいは繰り返して起こったもの
　a：敗血症，b：肺炎，c：髄膜炎，d：骨関節炎，e：中耳・皮膚粘膜以外の部位や深在臓器の膿瘍
3) C11活動性肺結核のうち肺結核，およびE19浸潤性子宮頸癌については，HIVによる免疫不全を示唆する症状または所見がみられる場合に限る
4) a：1カ月以上持続する粘膜，皮膚の潰瘍を呈するもの
　b：生後1カ月以後で気管支炎，肺炎，食道炎を併発するもの

て，実際の感染から検査で陽性となるまでに数週間を要し，検査をしても陰性となる（ウインドウピリオド）ことがあるので注意が必要である．スクリーニングが「陽性」もしくは「保留」であった場合には確認検査を行う．ただし，スクリーニング検査には偽陽性が0.1〜0.3%程度存在するため，その点に関して十分な注意と説明が必要となる．確認検査にはHIV-1のウエスタンブロット法とHIV-1核酸増幅検査（RT-PCR法）の両者を同時に行い，確認検査で陽性所見が得られた場合は，7日以内に最寄りの保健所に届け出を行う必要がある．

Ⅳ．HIV/AIDSの治療[5]

抗レトロウイルス療法（ART）の開始時期に関しては，新しいエビデンスが蓄積されるにつれ数年ごとに改定されている．ART黎明期はHIV感染症が判明しだい治療を開始していたが，HIVの薬剤耐性獲得，代替薬品の少なさ，lipodystrophyに代表されるような長期的副作用などが判明してくると，CD4数が200/μLに減るまでは待機が勧められるようになった．しかし，薬剤の改良やさまざまな疫学的調査の結果，2012年頃からはより早期の治療開始が提案されはじめた．最新の抗HIV治療ガイドライン2015年版では，HIV感染症診断時にCD4陽性Tリンパ球数が350/μL以下の症例，AIDSを発症している症例は，条件が整い次第なるべく早期に抗HIV治療を開始するとしている．また，CD4陽性Tリンパ球数が351〜500/μLの症例では，経過観察するよりも積極的な治療開始が勧められる．CD4陽性Tリンパ球数が500/μLより多い症例では結論は出ていないが，二次感染を防ぐ観点から治療を開始してもよいとされている[5]．

2015年3月の時点で，日本では7種類のヌクレオシド系逆転写酵素阻害剤（NRTI），4種類の非ヌクレオシド系逆転写酵素阻害剤（NNRTI），8種類のプロテアーゼ阻害剤（PI），3種類のインテグラーゼ阻害剤（INSTI），1種類の侵入阻害剤が承認されている．現時点の初回治療として推奨されるARTは「NRTI 2剤＋NNRTI 1剤」，「NRTI 2剤＋rtvを併用したPI 1剤」，「NRTI 2剤＋INSTI 1剤」である（表❹）[5]が，詳細は抗HIV治療ガイドラインを精読して頂きたい．

ART黎明期において，HIV感染者にとって服薬は大きな負担であった．一日に10錠以上の薬剤，食事との関連，大量の水が必要で，しかも服薬率がほぼ100%でないとウイルスの薬剤耐性のリスクが高くなるという治療法であったが，薬剤の改良や合剤の開発により2013年頃からは1日1回〜2回の服用で，食事との関連がないものも選択可能になり，患者負担は軽減されつつある．高額な医療費に関しては，医療費減免のための社会資源などを活用できる場合がある．

Ⅴ．免疫再構築症候群：IRIS[5]

ART施行後，免疫能の回復にもかかわらずさまざまな日和見感染症の顕在化が出現する現象が知られるようになり，「免疫再構築症候群：IRIS」と呼ばれる．ARTにより急速にHIV-RNA量が減少し，HIV感染症により機能不全に陥っていた単球・マクロファージ・NK細胞などの機能が回復し，CD4陽性細胞が増加してくることで患者の免疫能が改善する．しかし，制御性T細胞活性の低下は持続している．そのため，体内に存在する病原微生物などに対する免疫応答が過剰に誘導されるためにおこると考えられている．ART後のIRISは15〜25%に生じるとされており，皮膚科領域では帯状疱疹が多い．その他にも単純ヘルペス，Kaposi肉腫の一過性の悪化，伝染性軟属腫，疣贅，足白癬の炎症症状の悪化などの報告がある．しかしながらIRISの確定した診断基準はいまだ存在せず，診断基準の確立は今後の重要な課題である．免疫再構築症候群を回避するためには，原因となる病原体量を十分減らしてからARTを開始することが望ましいが，免疫不全の進行した症例でART

6 後天性免疫不全症候群

1. 後天性免疫不全症候群の診断と治療

をいたずらに遅らせることは，あらたな日和見感染症の発症リスクを高めるため，悩ましい問題である．現時点では，免疫不全のあるHIV感染者に対して新規にARTを開始，もしくは効果不十分な治療を有効なARTに変更後，数カ月以内に日和見感染症などの疾患が発症，再発，再増悪した場合には免疫再構築症候群と考えて対応するのが妥当である．この際も，ARTが有効であることを確認すること（血中HIV RNA量の低下）やARTによる副作用を除外することが必要である．

D 推奨療法のARTのイメージ
抗HIV治療ガイドライン（2016年7月改訂版）[5]より一部改編

組み合わせ	服薬回数	服薬のタイミング	1日の錠剤数
EVG/cobi/TDF/FTC	1	食直後	1
EVG/cobi/TAF/FTC	1	食直後	1
DTG/ABC/3TC	1	制限なし	1
DTG+TDF/FTC	1	制限なし	2
DRV rtv+TDF/FTC	1	食直後	3
RAL+TDF/FTC	2	制限なし	3
RPV/TDF/FTC	1	食直後	1

1	急性HIV感染症		
2	皮膚粘膜感染症	a) ウイルス感染症	単純疱疹，帯状疱疹，伝染性軟属腫，尖圭コンジローマなど
		b) 細菌感染症	毛嚢炎，せつ腫症，膿瘍，梅毒など
		c) 真菌感染症	口腔内カンジダ，白癬，マラセチア関連皮膚疾患など
3	腫瘍性病変		Kaposi肉腫，悪性リンパ腫，肛門部扁平上皮癌など
4	その他HIV関連皮膚疾患		瘙痒性丘疹，薬疹，尋常性乾癬，色素沈着，光線過敏性皮膚炎，血管炎，環状肉芽腫，乾皮症，赤痢アメーバによる肛囲潰瘍，疥癬など

E HIV/AIDSに伴う皮膚症状

VI. HIV/AIDSの皮膚症状

　HIV感染による皮膚症状は経過によって多彩である[6,7]．AIDS指標疾患であるカポジ肉腫や長期持続する皮膚潰瘍を伴う単純疱疹だけでなく，AIDS発症前にも，HIV感染急性期皮膚症状，脂漏性皮膚炎や白癬などの真菌感染症，帯状疱疹や伝染性軟属腫などのウイルス感染症，梅毒や毛嚢炎などの細菌感染症など，その他にも赤痢アメーバによる皮膚潰瘍や好酸球性膿疱性毛嚢炎など表に示すようにさまざまな疾患を呈する．そのひとつひとつの疾患は非HIV感染者にも認められるようなcommon diseaseが多いが，性感染症の既往がある場合や典型像から逸脱するような場合はHIV感染症も念頭に置いた問診や検査が有用である．

文献
1) UNAIDS Fact sheet：2014. statistics http://www.unaids.org/en/resources/campaigns/HowAIDSchangedeverything/factsheet
2) 厚生労働省エイズ動向委員会：平成26年度エイズ発生動向，2015
3) 厚生労働省エイズ動向委員会，2007
4) 診療におけるHIV-1/2感染症の診断 ガイドライン 2008
5) 平成27年度厚生労働科学研究費補助金エイズ対策研究事業（エイズ対策政策研究事業）HIV感染症及びその合併症の課題を克服する研究班：抗HIV治療ガイドライン 2016年7月改訂版
6) 赤城久美子：日皮会誌，117：1715，2007
7) 斎藤万寿吉：日皮会誌，121：1395，2011

6 後天性免疫不全症候群
2. 急性期の皮膚症状　木村 聡子

症例は66歳，男性．初診の1週間前より38.5℃の発熱，筋肉痛がみられ，その後，前胸部に紅斑が出現（図Ⓐ）．20歳代に梅毒の既往，同性間性交渉歴あり．

初診時前胸部に爪甲大までの淡紅色斑，下腿に米粒大の浸潤を触れない紫斑が散在．咽頭粘膜軽度発赤．ウイルス性急性発疹症や同性間性交渉歴，梅毒の既往があることよりHIV初感染が疑われた．

検査所見はWBC 3,200/μL，CD4細胞数105/μL，梅毒RPR定量3.0 R.U.，TPLA定量 123.9 T.U.，抗HIV抗体（－），HIV-1 RNA 530万copies/mL，サイトメガロウイルス，およびEBウイルス抗体価は既感染パターン．以上よりHIV感染急性期の皮膚症状と診断．3カ月後に抗HIV抗体の陽転を確認した．

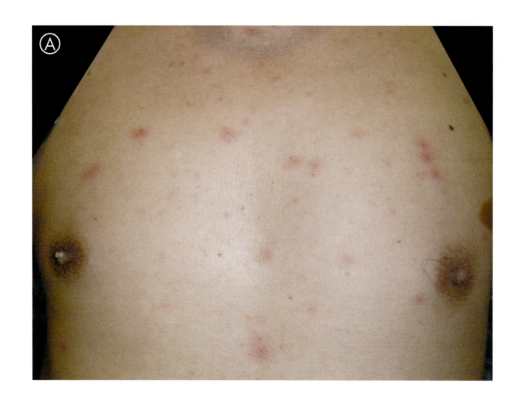

6 後天性免疫不全症候群
3. HIV感染者に合併するSTI 小島 弘敬

I. HIVの伝達率

AIDSは血液由来感染症であり，血液中のウイルス濃度はB型肝炎ウイルス（HBV）の10^8/mL超に対して病期による相違は大きいものの，10^2〜10^5/mL程度と少ない（HBCは10^3〜10^6/mL）．血中濃度に平行して針刺し事故による感染率は，HBV 1/3，HCV 3/100に対し，HIVは3/1,000である．また産道感染率は，大体HBV 1/3，HCV 3/1,000，HIV 1/5とされる．

そのためHBVは日常生活での家族内接触による感染がおこりうるが，HIV感染は経験上血液接触とセックスに限られる．膣性交の伝達率は1/1,000程度で，米国のカップル間での伝達率はHIV 13%/年，HCV 3%/年である．唾液，精液中の血液由来ウイルス濃度は一般的に血中濃度の1/1,000〜1/10,000程度であるが，HBVでは10^5/mLに達し，1回の性交の伝達率はほぼ淋菌の場合と等しく1/3である．

II. リスク要因

最大のリスクはコンドーム不使用の肛門性交である．直腸の単層円柱上皮は，膣，口腔，皮膚の重層扁平上皮に比し脆弱で易出血性である（図Ⓐ）．MSM（Men who have sex with men）はセックスに妊娠や金銭の抑制がないためパートナー数が多数となりやすく，個人差が大きいがときに1,000人超となりうる．

HIV/AIDSは1983年の発見時，治療法のない死の感染症であったが，1990年代ウイルス抑制薬が開発されて，2014年のWHO推定による世界の感染者数はそれ以前のWHO予測を下まわり3500万人となった．そのうち70％がアフリカである．米国での感染者数は2000年に約100万人で，黒人が過半数を占めており，人口に対する感染者数は他の国の10倍となり，開発国中最多である．

一方，欧州の感染者数は米国の約10％である．日本では2014年の累積報告数は24,561件となっており，人口比では最少である．そのうち女性は12.3％であるが，過半数は外国で感染した外国人である．

感染者の男女比は，感染者最多のアフリカでは1：1であるが，他地域では8：2（日本では20：1）となっている（図Ⓑ）．

アフリカで多発している理由は，HIV以外の各種STI罹患率が男女ともにおのおの10％程度と高く（日本の妊婦梅毒陽性率は0.1％），そのため梅毒，軟性下疳の性器周辺の潰瘍などにより膣性交の感染伝達率が5〜10倍に達しているためと考えられている（図Ⓑ）．

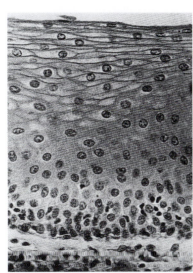
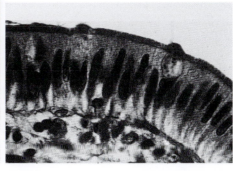

Ⓐ 肛門性交の高いHIV感染伝達率の理由である重層扁平上皮と単層円柱上皮との相違

6 後天性免疫不全症候群
3. HIV感染者に合併するSTI

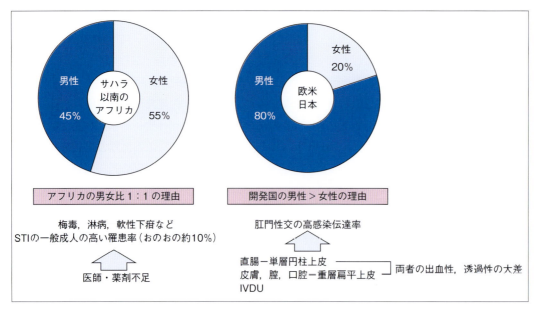

アフリカと開発諸国とのHIV感染者の男女比の相違とその理由

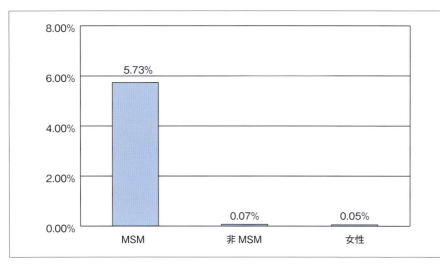

南新宿受検者のMSM，非MSM，女性各群のHIV陽性率（南新宿検査・相談室）（2007年6月～12月）N＝6483（陽性者63人）
日本のHIV陽性者はほぼMSMに限られる．HBV，HCVと違うHIVの血中濃度，感染伝達率が，国，社会層で相違する罹患率をもたらす．日本のIVDU，セックス活動，梅毒，軟性下疳の少なさが，HIV感染がほぼMSMに限られるという日本の特徴の理由である．

　第2のリスクは男女共通の麻薬静注常用者（IVDU）の注射のまわし打ちで，2000年米国ではHIV/AIDS感染者中IVDUの感染が25%を占めた．開発国中人口比感染者が最多の米国（とくに黒人）ではMSM，IVDUの社会的許容，自由度が高いことが背景にあると考えられる．感染者率の高低は国，地域，社会層で大差があるため，移民，国際交流による接触にはリスクがある．

Ⅲ．東京都南新宿HIV検査・相談室での統計

　東京都南新宿HIV検査・相談室は匿名，無料，年中無休のHIV検査室で，年間1万人超の受検者の中から100～130人のHIV陽性者を見出し，受検者全体の陽

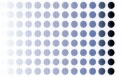

D 厚労省統計による日本全国のHIV感染者の国籍別，性別年次推移

厚生労働省統計では感染者中の非MSM男性（青色）の比率は約20％であり，ほぼ0％の南新宿より高い理由は問診の不十分にある．MSMを除く各群に増加傾向はなく，陽性の女子の過半数は外国で感染後に来日した外国人である．

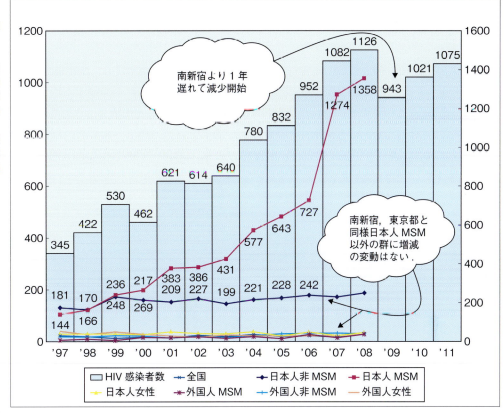

E HIV陽性者のB型肝炎，梅毒，クラミジアの罹患率（南新宿検査・相談室）カッコ内は人数

梅毒，クラミジア陰性は15.2％，B型肝炎陰性は7.7％にすぎない．

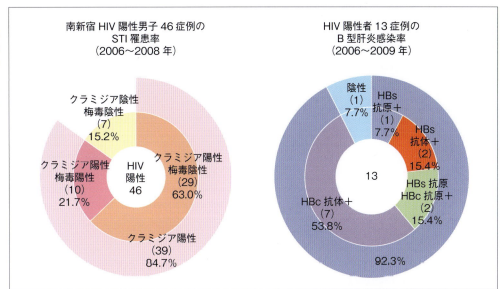

6 後天性免疫不全症候群
3. HIV感染者に合併するSTI

性率は1.5%である．日本の患者，感染者の1/3超を占める東京都の感染者の，さらに1/3を南新宿が占めている．2006年から5年間の南新宿での受検者は約5万人（女性約40%）で，陽性者540人中女性は4人（日本，タイ，中国，ミャンマー各1人）のみであった．当時の専門家が主張していた「すべてのセックスで男女ともに感染し感染爆発が近い」という意見とは相違して，陽性者のほぼすべてはコンドーム不使用の肛門性交のあるMSMであり，これは南新宿に限られる事実ではない．

MSMの行動，性格，感染リスクは個人差がきわめて大きく，一群としてくくれないが，「コンドーム不使用の肛門性交の回避の徹底」により日本のHIV感染は抑止できると考える．南新宿受検者中，MSMのHIV陽性率は5.7%で，非MSM男性の0.07%および，女子の0.05%との相違はきわめて大きい（図❷）．厚労省の統計で，患者，感染者のMSM比率が70%程度と南新宿と比して低くなっている（図❸）理由は，保健所への報告が診断後2週間以内と短期間であるため，感染者が初

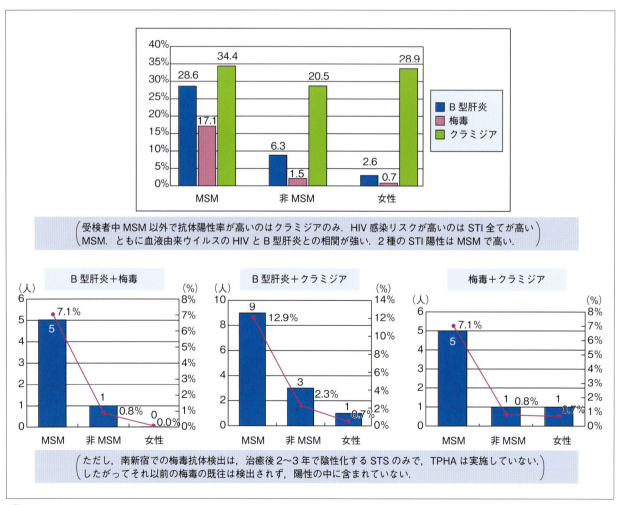

受検者中MSM以外で抗体陽性率が高いのはクラミジアのみ．HIV感染リスクが高いのはSTI全てが高いMSM．ともに血液由来ウイルスのHIVとB型肝炎との相関が強い．2種のSTI陽性はMSMで高い．

ただし，南新宿での梅毒抗体検出は，治癒後2〜3年で陰性化するSTSのみで，TPHAは実施していない．したがってそれ以前の梅毒の既往は検出されず，陽性の中に含まれていない．

❻ HIV陰性の受検者のSTI抗体陽性率（南新宿検査・相談室）（2007〜2008年，N＝846）

対面の医師に，差別されるおそれが強い自らのセクシュアリティの真実を答えにくいことである．これを裏付けて厚労省統計では同一感染症でありながら，より真実を伝えにくいAIDS（43％）のMSM比率がHIV感染者（68％）より25％も低くなっている（図❶）．

新興感染症の登場時，拡大防止目的での恐怖をあおる大げさな報道はやむを得ない．結核，ハンセン病にみるように感染者，高リスク者は差別の恐れから事実を秘匿し，専門機関は機関保全のために危険を強調しがちである．また，人権への配慮からと真実が伝えられず，防止可能の感染者の増加を許したHIV/AIDSの経緯は適切な対処の困難性を物語る．

Ⅳ．クラミジア抗体陽性率とSTI感染リスク

クラミジアは罹患率最多のSTIで，日本の若年女性の抗原陽性率約5％，既往を含む抗体陽性率は約30％である．抗体陽性と過去のパートナー数との相関が強い（図❻）．

南新宿のHIV陽性者の梅毒，B型肝炎，クラミジアの抗体陽性率はおのおの21.75％，92.3％，84.8％であり（図❶），HIV陰性者では図❼のとおりで，両者を比較すればクラミジアを除く梅毒，B型肝炎の陽性率はHIV感染者できわめて高く，MSM群では，各疾患の相関が強い．（HIV感染者の梅毒症例をp.139に示す）．

すべてのSTIは，女性の腟感染とMSMの直腸感染で自覚症状を欠くが，ケジラミはもっとも自覚されやす

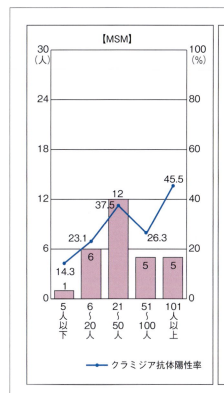
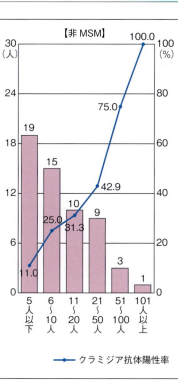
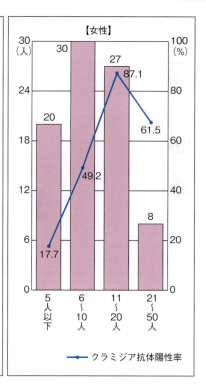

❼ HIV陰性受検者のクラミジア抗体陽性率と累積パートナー数との相関（南新宿検査・相談室）（2006年11〜12月　N＝1055）
クラミジア抗体陽性は全群で累積パートナー数と相関する．

6 後天性免疫不全症候群

3. HIV感染者に合併するSTI

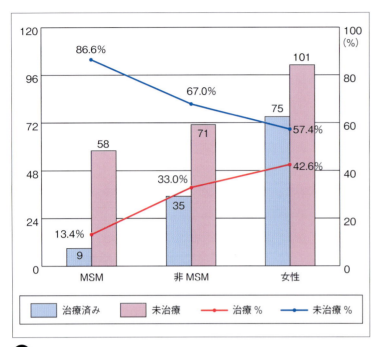

H HIV陰性受検者のうち「クラミジア抗体陽性-抗原陰性」の感染既往者のクラミジア治療歴

感染既往者の治療歴は非MSM男性，女性で低く，クラミジアの治癒は確診によらぬ盲目的な抗菌薬使用によることが多い．

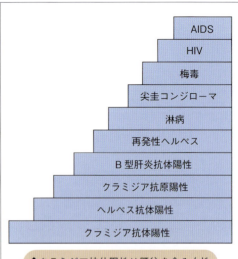

◆クラミジア抗体陽性は既往を含み女性では約30％に達する．
◆自覚症状を欠くため感染者の大部分は感冒などの際の偶然の服薬で治癒している．
◆感染に気づきリスク行動を避けることで，HIVに至るSTIの感染のステップを登ることを避けられる．

I クラミジア抗体検出によるSTI/HIVリスクの回避

く，MSMの過半に既往の自覚がある．肛門性交でのSTI感染は梅毒，淋病，クラミジアなどでまったく症状を欠くため受診機会がなく，検査しなければ感染は気づかれず，既往歴聴取は意味が少ない．咽頭，直腸のSTI検出が可能な医療施設はほぼ皆無であり，感染部位が多く，しかも化学療法の有効性が部位により相違するSTIは現行の保険診療との相克が大きい．専門医は少なく，統計的把握は困難である．

現状の把握が困難なSTIの中でクラミジア抗体は化学療法によるクラミジア陰性化後，バラツキはあるが，男性で1〜2年，女性で2〜3年で再陰性化する．「クラミジア抗体陽性」は「近い過去のクラミジア感染，すなわちコンドームのないリスクのあるセックスがあったこと」を意味する（図**G**）．「クラミジア抗体陽性でかつ抗原陰性である既往者」の大多数には治療歴がなく（図**H**），感冒などに際する抗菌薬使用で感染に気づかぬまま偶然に治癒しているのが現況であり，クラミジア抗体は個人個人で異なるSTI感染リスクを知るための不十分であるが，実行可能の有用な指標である（図**I**）．

■第2部 各論(アトラス)

6 後天性免疫不全症候群
4. 日和見感染症(梅毒)　小島 弘敬

　1989年来診の39歳未婚男性．2年前にHIV抗体陽性と診断され，拠点病院通院中，服薬未開始．6年前梅毒と診断され3カ月服薬．治療後の抗体検査の結果で治癒と判定されている．男性用サウナなどで多数の1回きりの男性パートナーとのコンドームを使わないセックスがある．10日前，両側手掌，足底のばら疹(図Ⓐ，Ⓑ)に気づいた．STS 81,920倍，TPHA 5,120倍．ペニシリンG 4週間内服後STS 5,120倍，TPHA 160倍と治癒．

　日本ではHIV感染は肛門性交のある男性の中で右肩上がりが続き，HAART療法以後，死亡者は激減し，感染源となり得る生存感染者数はリスク群の中で急増している．受診医療機関での感染者のセックスに対するカウンセリング，ガイダンスは不十分のままで，本例は無防備なセックスによるHIV陽性者の罹患例である．

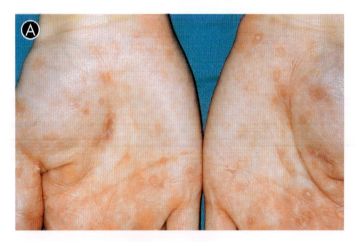

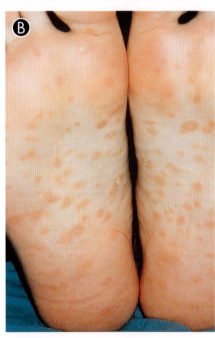

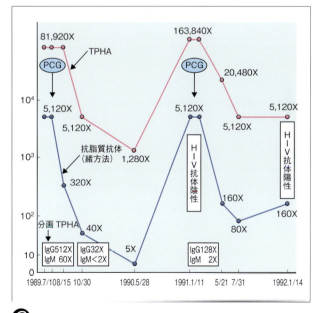

Ⓒ HIV感染，再感染梅毒症例の梅毒血清反応推移

■第2部　各論（アトラス）

6 後天性免疫不全症候群
5. 日和見感染症（HIV単純疱疹［皮膚潰瘍］）

斎藤　万寿吉

50代，男性．MSM．ニューモシスチス肺炎のため入院し，HIV感染が判明した．入院中，臀部に皮膚潰瘍を認めたため皮膚科受診となったが，正確な潰瘍出現時期は不明である．CD4陽性リンパ球数は88/μL，HIV-RNAコピー数は$3.2×10^5$/mLであった．

臨床所見では臀裂に浅い潰瘍を認めた．潰瘍底は比較的に均一で，壊死物質は少ない．病変が臀裂を越えて左右に存在するkissing ulcerが特徴的な所見である（図❹）．潰瘍部からの皮膚生検では，表皮細胞の壊死，真皮内には多核巨細胞や球状変性が認められる（図❸）．

本症例では抗HSV1抗体，抗HSV2抗体ともに陽性であった（図❻，❼）．HIV感染者に生じるヘルペス潰瘍ではHSV1, 2の共感染もしばしば認められる．免疫不全があるためにアシクロビルの点滴加療を行ったところ速やかに上皮化した．

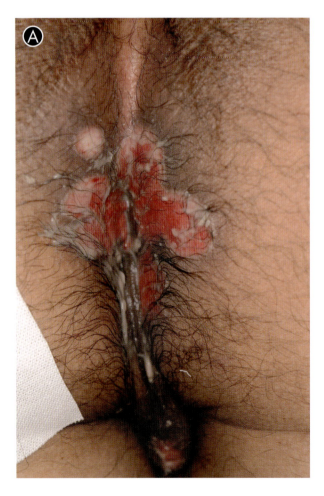

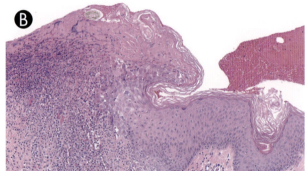

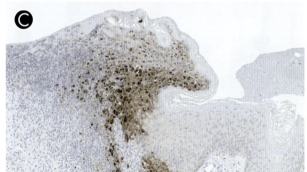

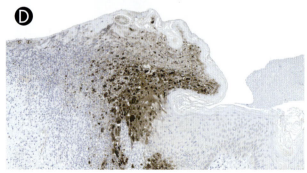

■第2部 各論（アトラス）

6 後天性免疫不全症候群
6. 日和見感染症（帯状疱疹） 木村 聡子

　症例は36歳，女性，タイ国籍．HIV感染は異性間性的接触による．抗HIV療法開始前，CD4細胞数4/μL，CD8細胞数122/μL，HIV RNA 27万copies/mL．HAART（TDF/FTC＋EFV）開始後84日目に左額部に小水疱出現．左額部，鼻背部に米粒大～小豆大の小水疱が集簇，左上眼瞼腫脹著明．発熱，汎発疹なし．VZVによる眼合併症も認めなかった．

　罹患時，CD4細胞数34/μL，CD8細胞数273/μL，HIV RNA＜400 copies/mL．アシクロビル投与にて改善した．免疫再構築症候群の一症状と考えられる．

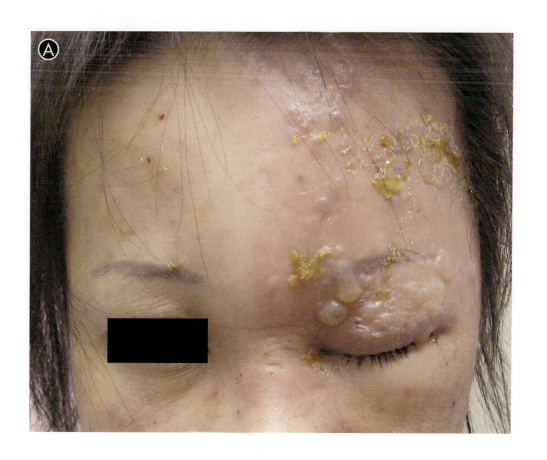

後天性免疫不全症候群
7. 日和見感染症（伝染性軟属腫）

永岡 譲，渡邊 孝宏

伝染性軟属腫は伝染性軟属腫ウイルスによる感染症で，幼小児の四肢，体幹に多発する光沢のある丘疹である．成人には通常発症しないが，免疫不全状態になると日和見感染症として発症することがある．

図Ⓐは46歳男性の初期のAIDS患者にみられた伝染性軟属腫であり，生検により確定診断した（図Ⓑ：病理組織像で腫大した表皮細胞が多数認められた）．前額に散在する丘疹で，中心臍窩を有するものもある．この伝染性軟属腫の皮疹がAIDSの確定診断のてがかりとなった．AIDS患者での好発部位は顔面，外陰部，肛囲などであり，末期になるほど多発する傾向がある．

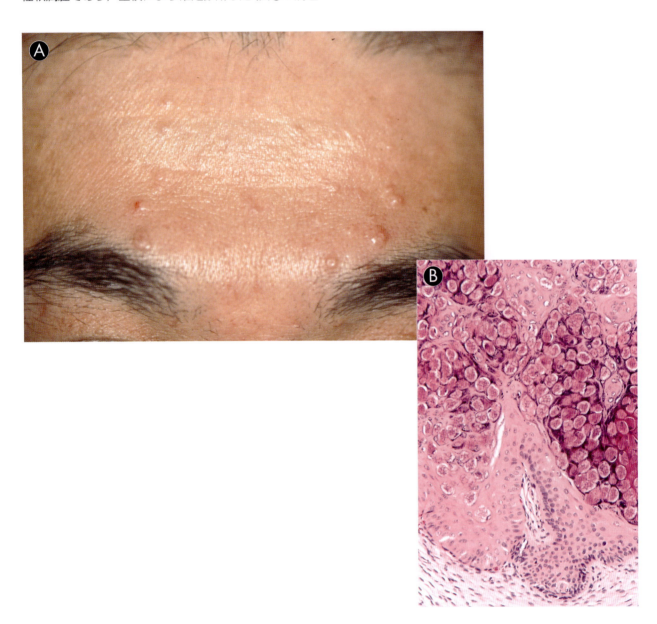

6 後天性免疫不全症候群
8. 日和見感染症（尖圭コンジローマ） 木村 聡子

症例は42歳，男性．HIV感染は同性間性的接触による．抗HIV療法は開始したが，免疫再構築症候群によるクリプトコッカス髄膜炎の増悪にて中断．HIV RNA 27万copies/mL，CD4細胞数366/μL．

1年前より肛門周囲に結節が出現し，徐々に増大（図Ⓐ）．肛門周囲に表面疣状の常色の結節を認め，一部表面にびらん，悪臭を伴っていた．20％ポドフィリンエタノール塗布をくり返し行うも増大傾向を認めたため，電気メスで切除．

組織学的には乳頭腫状の表皮の増殖と表皮突起の延長があり，顆粒層から有棘層にかけてkoilocytosisが認められた（図Ⓑ，Ⓒ）．男性同性愛者では肛門周囲や陰部に尖圭コンジローマやBowen様丘疹症などのヒト乳頭腫ウイルス感染症がしばしば認められる．

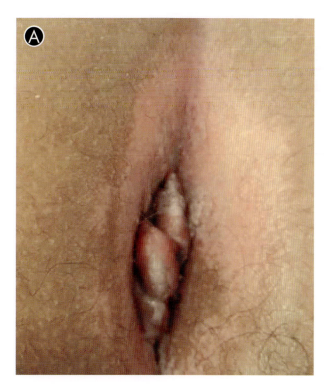
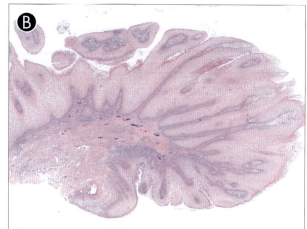
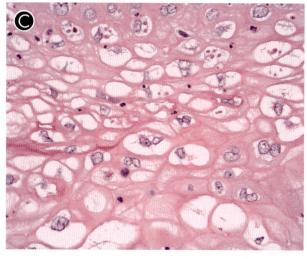

6 後天性免疫不全症候群
9. 日和見感染症（赤痢アメーバ）
斎藤 万寿吉

30歳代，男性．MSM．10年前にHIV感染を指摘されるも医療機関を受診せずに放置していた．ニューモシスチス肺炎のため入院．入院後に臀部に皮膚潰瘍を認めたため皮膚科受診となった．当初は皮下硬結であったが自壊して潰瘍化したとのことであった．

皮膚科受診時は左臀部に鶏卵大および拇指頭大の皮膚潰瘍を認めた．潰瘍は比較的深く壊死物質が大量に付着していた（図❶）．腸管との直接交通は認めなかった．CD4陽性リンパ球数は28.5/μL，HIV-RNAコピー数は$6.5×10^4$/mLであった．潰瘍辺縁から皮膚生検を施行した．組織所見（図❷，❸）では，表皮は欠損し真皮全層性に炎症細胞の密な浸潤を認める．淡く好塩基性に染まる胞体の大きな異質な細胞が散在する．これらの異質な細胞はPAS陽性で赤痢アメーバの栄養体である（図❹）．メトロニダゾールを10日間内服したところ潰瘍は徐々に改善し，約1カ月後には上皮化した．

赤痢アメーバ*Entamoeba histolytica*は人体寄生原虫であり，熱帯，亜熱帯地域の常在疾患であるが，本邦では輸入感染症やHIV感染症に伴うものなどが散見される．

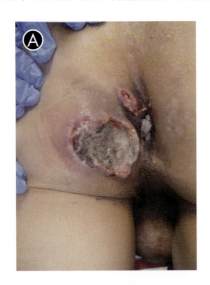
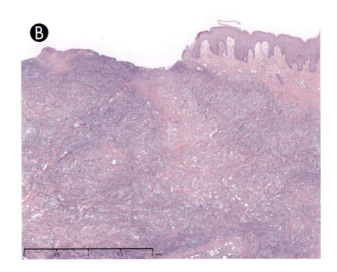
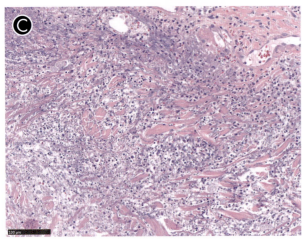
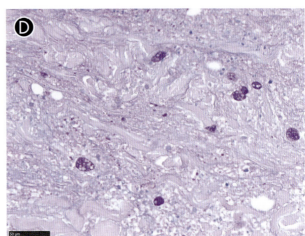

■第2部 各論（アトラス）

6 後天性免疫不全症候群
10. カポジ肉腫
菅野 隆行，佐多 徹太郎

症例[1]はAIDSの40歳代男性で，受診時の1年前より全身に暗赤色丘疹が出現していた．病変は足底部（図Ⓐ）がもっとも顕著で，軽度の浸潤を触れる大小の暗赤色丘疹が多発している．

組織所見では，表皮直下から真皮全層に大小の不規則な血管の増生，血管周囲に単核球中心の弱い炎症細胞浸潤を認める（図Ⓑ）．軽度の異型性を示す紡錘形の腫瘍細胞が増生し，赤血球をいれた裂隙を形成している．nodular type（結節型）のカポジ肉腫で，ヒトヘルペスウイルス8の潜伏感染蛋白であるLANA（latency associated nuclear antigen）の免疫組織化学で，腫瘍細胞の核にdot状のシグナルが検出される（図Ⓒ）．

文献
1) 伴野朋裕ほか：皮膚臨床 39：1569, 1997

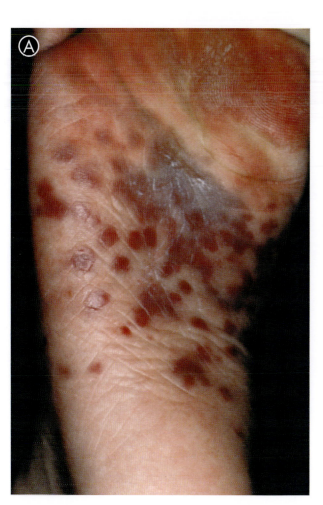

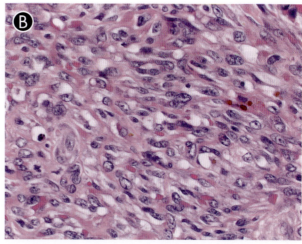

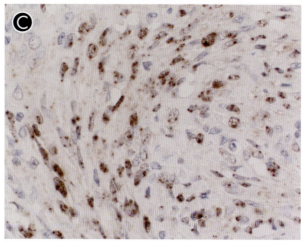

■第2部　各論（アトラス）

6 後天性免疫不全症候群
11. 内臓病変　菅野 隆行，佐多 徹太郎

　カポジ肉腫の内臓病変は，リンパ節，消化管，呼吸器などが好発部位で，死因に直結することがある．消化管は口腔から肛門まで病変をおこし，胃生検で診断される例もある．

　症例（国立病院機構東京病院の剖検例）は，AIDSの40歳代男性で，皮膚に暗赤色の皮疹，全身のリンパ節腫長を認めた．右肺表面に出血斑，下葉には暗赤色の病変が認められる（図Ⓐ）．割面では下葉の半分を占める病変が中枢側へ気管支に沿って拡がり，リンパ節，気管支粘膜にも病変が及んでいる（図Ⓑ）．組織所見では，紡錘形の腫瘍細胞が索状に交錯し，血管裂隙を多数認める（図Ⓒ）．

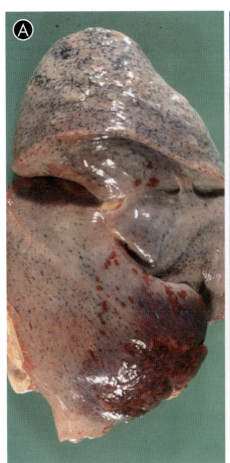
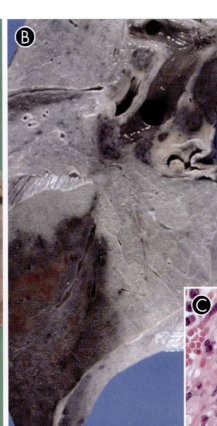
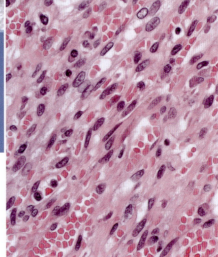

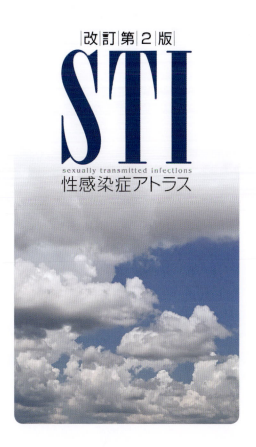

■第2部 各論（アトラス）

7 その他
1. 軟性下疳　小島 弘敬

　1983年，32歳未婚男性．14日前，旅行先のタイ・バンコクで女性1人とセックス．7日後，亀頭下面に有痛性の小潰瘍出現，以後進行性に増大した（図Ⓐ）．外尿道口腹側から陰茎小帯さらに病変部に接着する包皮内板にkissing ulcer状に連続する爪甲大の深い潰瘍，辺縁不整，鋸歯状，潜蝕性，潰瘍底は灰白色の膿性浸出物に覆われ接触疼痛性．鼠径リンパ節に圧痛性腫脹．潰瘍スメアの通常培地の培養では，ブドウ球菌，連鎖球菌のみ．チョコレート寒天培地の3日間培養で，グラム陰性桿菌である軟性下疳菌分離．潰瘍縁の生検で真皮上層の多型核球，リンパ球高度浸潤．カルベニシリン，アシクロビル無効，ST合剤14日間で治癒．服薬開始12日後には潰瘍はほぼ消失した（図Ⓑ，Ⓒ）．

　性病予防法の対象であった本症は日本では輸入感染症であるが，熱帯では多発，耐性菌が生じている．

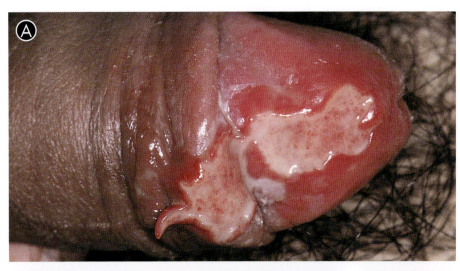

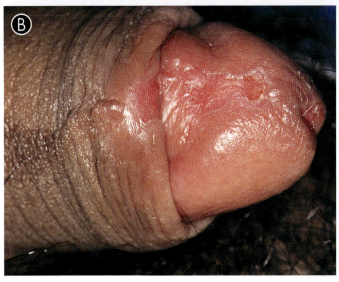

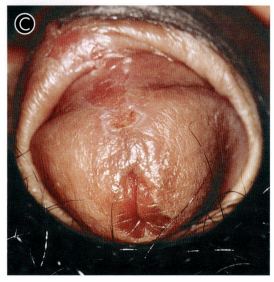

本症による性器周辺の潰瘍はHIVの侵入門戸，また感染源となる．
アフリカにおけるHIV/AIDSの男女比は，世界で唯一1：1である理由のひとつが，開発国で抑制された本症の未抑制である．

7 その他

2. ケジラミ症　夏秋 優

　ケジラミは主に陰毛に寄生する昆虫で，ときに大腿部や臀部，胸部の体毛，稀に頭髪や睫毛にみられることがある．成虫は体長1.3〜1.5 mm内外で，陰毛につかまって皮膚から吸血して生活し，主に性行為によって感染する．雌は陰毛の基部に卵を膠着させて産み付ける．卵は約7日で孵化して幼虫になり，吸血しながら成長して約2週間で成虫になる．

　写真の症例（図❹）は初診の4〜5週間前に風俗店に行って感染した男性で，約2週間前より陰部のかゆみを感じて来院．下腹部から陰部，両大腿内側に紅色小丘疹が散在し，陰毛の基部にはケジラミの虫卵（図❷）が付着しており，ダーモスコピーでは毛の根元に虫体が認められる（図❸）．実体顕微鏡でケジラミ雌成虫であることを確認した（図❹）．シャンプータイプのフェノトリン剤を3日に1回，計4回使用して治癒した．

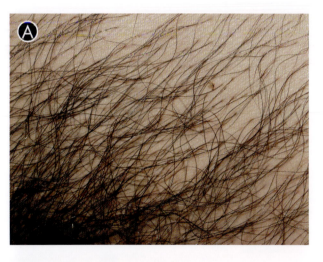

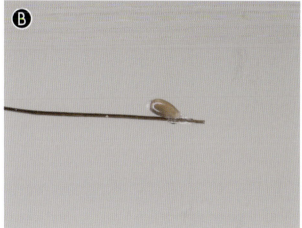

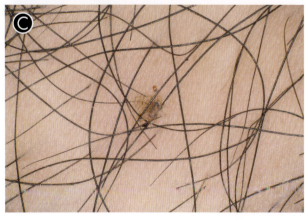

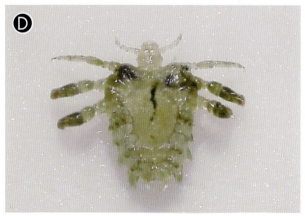

■第2部 各論(アトラス)

7 その他
3. 疥癬　大山 文悟

症例は22歳の男性．初診の1カ月前から臀部(図❶)，陰嚢(図❷)に瘙痒のある丘疹が出現した．2カ月前に風俗店へ行った既往がある．臀部，陰嚢に紅色の結節がみられる．梅毒検査は陰性．治療としてイベルメクチンの内服を投与し軽快した．

疥癬はヒト皮膚角質層に寄生するヒゼンダニ(疥癬虫，図❸)[1]の感染により発症する．感染経路は肌と肌の接触による直接経路が主体で，寝具を介して感染する間接経路もある．約1〜2カ月の潜伏期間後に臨床症状が出現する．顕微鏡検査で虫体，虫体の一部あるいは虫卵を観察し診断する．また，ダーモスコピー検査でも疥癬の診断は可能である．イオウ剤，フェノトリンが外用薬として，イベルメクチンが内服薬として保険適用されている．他に保険適用外であるが，クロタミトン，安息香酸ベンジルも使用される[2]．

疥癬は高齢者とその介護者に発症が増えているが，STIとしての疥癬も念頭に置く必要がある．

文　献
1) 繁益弘志：最新皮膚科学大系 15，中山書店，東京，p.252，2003
2) 石井則久ら：日皮会誌 125：2023，2015

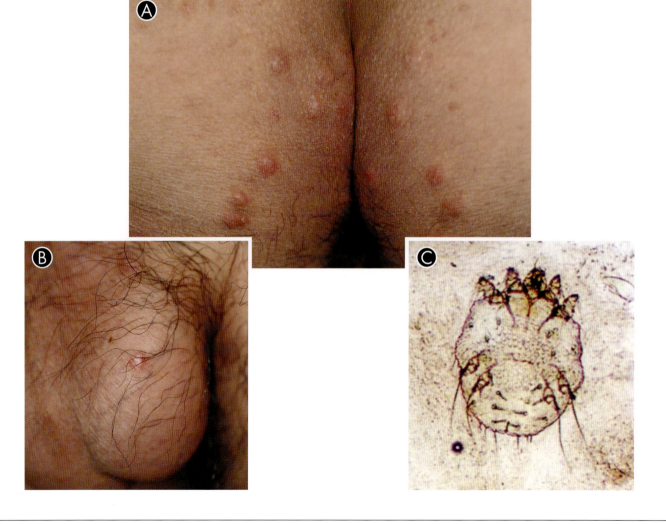

■第2部　各論（アトラス）

7 その他
4. 性器伝染性軟属腫　三石　剛

　伝染性軟属腫はポックスウイルス群に属する伝染性軟属腫ウイルスの感染によって小児期にみられ，アトピー性皮膚炎患者に併発しやすい疾患である．伝染性軟属腫がSTIとして発症した例では主として成人の外陰部に多発する．またHIV感染をはじめとした免疫不全状態や何らかの基礎疾患がある場合には顔面，頸部，外陰に多発することがある[1]．したがって性器伝染性軟属腫を診た場合には基礎疾患や他のSTIの検索を行う必要がある．臨床的外観から多発性粉瘤や突発性陰嚢石灰沈着症との鑑別が問題となる．大きさ，中心臍窩の有無，触診上硬さの程度や病理組織学的検査で容易に鑑別できる．

文献
1) 安元慎一郎：臨床とウイルス 33：12, 2005

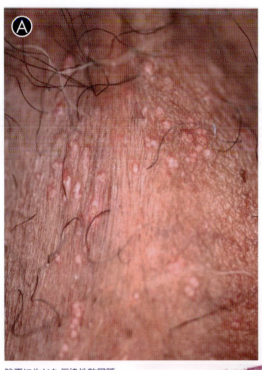

陰嚢に生じた伝染性軟属腫

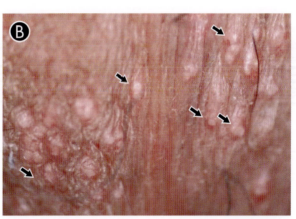

直径2～3 mmの弾性軟の丘疹が多発．一部の丘疹で中心臍窩を認める．

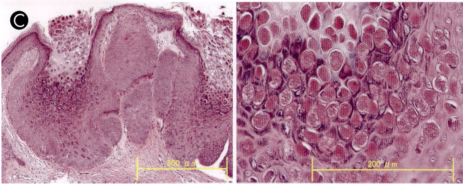

伝染性軟属腫の病理組織像（H＆E染色）：典型的な好酸性細胞質内封入体であるmolluscum bodyがみられる．

■第2部 各論（アトラス）

7 その他
5. 連鎖球菌感染症　作間 俊治

　細菌性の亀頭包皮炎は一般に小児の疾患であるが，最近，わが国ではオーラルセックスを契機として発症するA群β溶連菌による成人発症例の報告が散見される．症例（文献1にて既報）は19歳男性．オーラルセックスを主なサービスとする性風俗店に行った後，7日後に陰茎の強い痛みと排膿を訴えて受診．亀頭と包皮が赤く腫脹し，包皮にびらんを認めた（図Ⓐ）．排尿痛はなかった．
　分泌物の顕微鏡検査にてグラム陽性連鎖球菌が認められた（図Ⓑ）．培養検査ではA群β溶連菌（化膿連鎖球菌 *Streptococcus pyogenes*）が分離されたが，淋菌は検出されなかった．当初，淋菌感染症と誤診しスペクチノマイシンを2g投与したが効果がなく，細菌検査の結果を参考にアモキシシリン（AMPC）を7日間内服させた．7日後には症状は消失し治癒した．

文献　1）Sakuma S, Komiya H：Int J STD AIDS 16：644, 2005

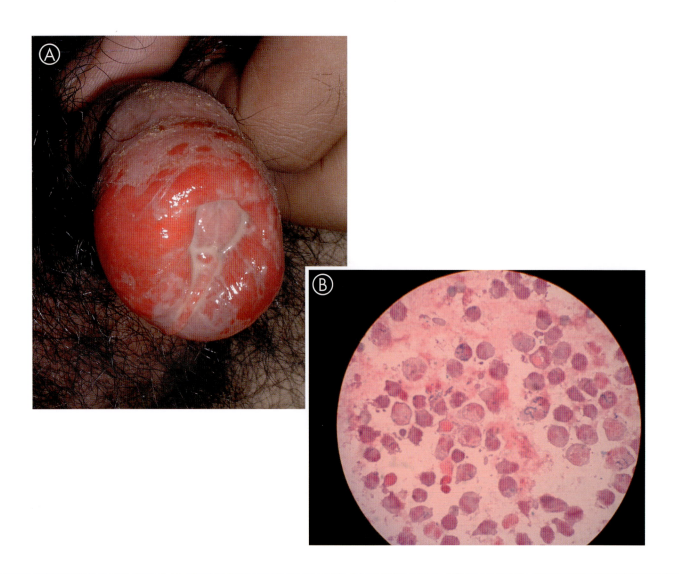

7 その他
6. マイコプラズマ　出口 隆

　*Mycoplasma genitalium*は，1981年に非淋菌性尿道炎（NGU）患者から発見され，他のマイコプラズマと同様に寒天培地に"fried-egg"様のコロニーを形成し（図❶），"flask-shaped"あるいは"pear-shaped"などと形容される特徴的な形態を示す（図❷）．*M. genitalium*は，NGUの原因菌と考えられており，本邦ではNGU患者の約15〜20%が本マイコプラズマによる．現在，マクロライド薬耐性に関わる23S rRNAの遺伝子変異とニューキノロン薬耐性に関わる*parC*の遺伝子変異を有する*M. genitalium*が増加しており，治療を困難にしている（表❸）．

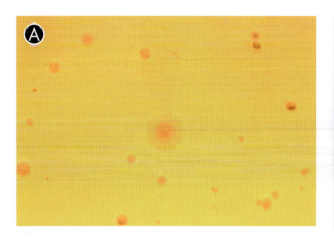
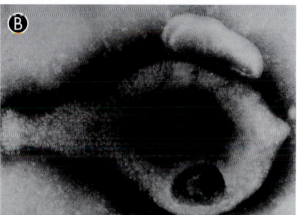

23S rRNA mutations at 2058-A or 2059-A	Amino acid changes in : GyrA	Amino acid changes in : ParC at : Ser-80	Amino acid changes in : ParC at : Asp-84	No.strains (%) in : 2011 (n=18)	No.strains (%) in : 2012 (n=23)	No.strains (%) in : 2013 (n=18)	No.strains (%) in : 2014 (n=39)
−	−	−	−	15 (83.3)	17 (73.9)	8 (44.4)	16 (41.0)
＋	−	−	−	0	0	2 (11.1)	2 (5.1)
−	−	＋	−	3 (16.7)	4 (17.4)	5 (27.8)	5 (12.8)
−	−	−	＋	0	2 (8.7)	0	4 (10.3)
＋	−	＋	−	0	0	3 (16.7)	11 (28.2)
＋	−	−	＋	0	0	0	1 (2.6)

❸ マクロライド薬耐性およびキノロン薬耐性に関わる遺伝子変異を有する*M. genitalium*臨床株の年次推移
23S rRNA遺伝子の塩基番号（大腸菌の23S rRNA遺伝子の塩基番号に準ずる）の2058番あるいは2059番のアデニンが他の塩基に変異することでマクロライド薬に耐性化する．キノロン薬の標的酵素であるgyraseの一部を成すGyrA蛋白にはアミノ酸変化は認められず，もう一つの標的酵素であるtopoisomerase IVの一部を成すParC蛋白のアミノ酸番号の80番あるいは84番のアミノ酸が変化することでキノロン薬に耐性化する．＋は，塩基変異あるいはアミノ酸変化を有することを示している．年々，遺伝子変異のない*M. genitalium*の割合が減少し，2013年にはマクロライド薬とキノロン薬のそれぞれの耐性化に関わる遺伝子の両者に変異を有する*M. genitalium*が出現し，2014年にはその割合が増加している．

■第2部 各論（アトラス）

7 その他
7．ウレアプラズマ 出口 隆

　ウレアプラズマは小さなコロニーを形成することから"T（tiny）strain mycoplasmas"として1950年代半ばに発見された（図🅐）．ウレアプラズマは，尿素を含む液体培地（T-broth）内では尿素を代謝して培地を赤変する．臨床検体からの培養検査例を示すが，非淋菌性尿道炎患者からの検体（図🅑の尿検体2）では，初尿の10^2倍稀釈までウレアプラズマが培養されている（10^2 color-changing unit，ccu/mL）．

　最近の研究から，ヒトに感染する*Ureaplasma urealyticum*は，*U. parvum*（biovar 1）と*U. urealyticum*（biovar 2）に分類され，*U. urealyticum*（biovar 2）が男子非淋菌性尿道炎に関連することが示唆されている．

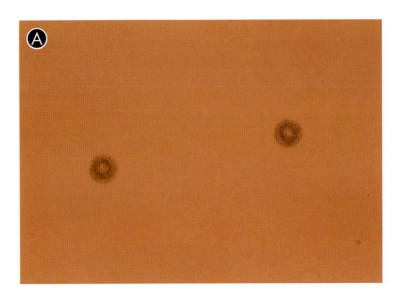

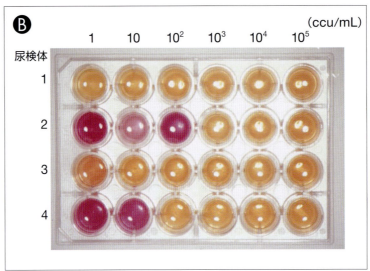

7 その他
8. 膣トリコモナス　菅生 元康

　膣トリコモナス症はTrichomonas vaginalis原虫の膣感染により発症する炎症性疾患である．膣トリコモナス症患者の多くは魚臭を伴う泡沫状黄色帯下の増量や不正性器出血，および外陰部の瘙痒感などを訴え，産婦人科外来を受診する．しかしトリコモナス原虫が膣内に存在しても帯下や瘙痒感などの症状がまったくなく，たまたま検査した細胞診で診断される症例も稀ではない．

　本症例は血性帯下（図Ⓐ）と外陰瘙痒感で受診し，帯下の鏡検と細胞診（図Ⓑ）でトリコモナス原虫が認められた．膣拡大鏡（コルポスコープ）所見では，トリコモナス症の特徴的所見である子宮膣部粘膜上皮内のヘアピン細小血管侵入像が顕著であった（図Ⓒ）．

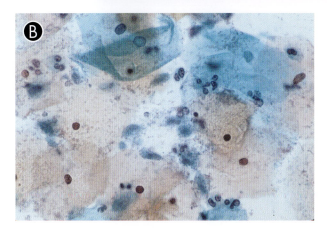
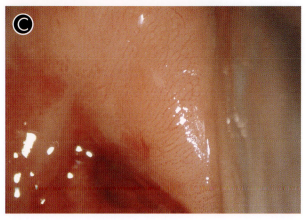

■第2部 各論(アトラス)

7 その他
9. B型肝炎　植木 敏晴

　B型慢性肝炎の交際相手との性行為によりHBV genotype AのB型急性肝炎を発症した20歳代，女性である．患者はIgM-HBc抗体が高力価で，肝生検により急性肝炎と診断した．交際相手の男性は，肝生検でB型慢性肝炎であり，genotypeはAで日本に土着している遺伝子型ではないこと，さらに詳細な病歴聴取により性風俗店での感染の可能性が否定できない．

　現在日本では，B型肝炎ウイルス（HBV）感染者が110万～140万人とされ，そのほとんどが1986年のHBV母子感染防止事業開始以前の母子感染（垂直感染）によるが，近年は若い年齢層を中心として性感染症（STI）の1つとして重要視されている．

　HBV genotypeは，海外に由来するAe型の感染が多く，HBs抗体の陽性化が遷延し約10％が持続感染に移行するとされる．HBVの持続感染は肝癌の高リスク群であり，また急性増悪から急性肝不全の要因にもなるため，一層の啓蒙活動が必要である．

A 患者-パートナーの検査結果の比較

		患者	パートナー
T.Bil	(mg/dL)	6.7	1.6
ALT	(U/L)	450	129
PT	(%)	54	81
PLT	($10^4/\mu L$)	22.3	23.6
TTT	(U)	19.5	10.2
ZTT	(U)	17	13.1
HBsAg	(IU/mL)	600	600
HBeAg		1250	12.3
HBcAb		8.87	10.7
IgM-HBcAb		29.5	2.73
HBV-DNA	(Lcopy/mL)	3.7	9.1
HBVgenotype		A	A
HCV-Ab		(−)	(−)

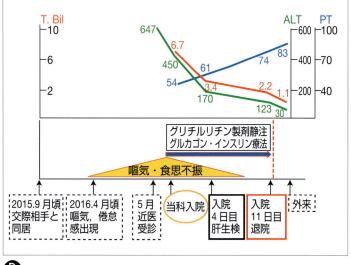

B 患者　臨床経過

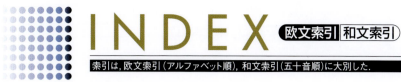

INDEX 欧文索引 和文索引

索引は，欧文索引（アルファベット順），和文索引（五十音順）に大別した．

欧文索引

AIDS (Acquired Immune Deficiency Syndrome) …… 14, 126
AIDS 指標疾患 …… 128
ART (Anti-Retroviral Therapy) 療法 …… 14, 126
atrophia retinochorioidea e lue congenita
→ 先天梅毒性網脈絡膜萎縮
A群β溶連菌 …… 152
BFP (= 生物学的偽陽性反応) …… 41
Bowen 病 …… 120
Bowen 様丘疹症 …… 53, 108, 116, 17, 118, **120**, 143
Bushok Löwenstein tumor …… 110
butterfly appearance …… 53
B 型肝炎 …… 16, 156
Calymmatobacterium granulomatis …… 31, 33
Chlamydia trachomatis …… 31, 78
CPE (cytopathic effect) …… 102, 108
CRTX …… 74, 75
CSA (child sexual abuse)
→ 児童性的虐待
CSW (commercial sex worker) …… 70, 108
C 型肝炎 …… 16
Ebstein-Barr virus …… 31
EB ウイルス感染症 …… 16
EIA 法 …… 34, 78, 97
ELISA 法 …… 82, 97
Elsberg 症候群 …… 94
Entamoeba histolytica …… 31, 144
episodic therapy …… 98
Fitz-Hugh Curtis 症候群 …… 78, 83, 84
FTA-ABS 法 …… 41
Gardnerella vaginalis …… 31
gG …… 34
GH (= 性器ヘルペス) …… 99
Giardia lamblia …… 31
gonococcal infection …… 66
Group B streptococci …… 31
HAART …… 126, 141
Haemophilus ducreyi …… 31
HBV genotype A …… 156
HIV (human immunodeficiency virus) 31, 58, 126
HIV-1 …… 126, 140
HIV-2 …… 126, 140
HIV/AIDS …… 19, 31

HIV 感染者に合併する STI …… 133
HIV 消耗性症候群 …… 128
HIV 単純疱疹 …… 140
HIV 脳症 …… 128
HIV の混合感染 …… 40, 59
HPV-11 …… 116, 119, 124
HPV-16 …… 118, 120, 124
HPV-18 …… 118, 124
HPV-6 …… 116, 118, 124
HPV (Human papilloma virus) …… 31, 108, 116, 121
HPV ワクチン …… 115, **124**
HSV (herpes simplex virus) …… 31, 92
HSV-1 …… 92, 101, 102
HSV-2 …… 92, 106, 107
IDEIA Chlamydia 法 …… 82
In situ hybridization 法 …… 110
IRIS → 免疫再構築症候群
IVDU (麻薬静注常用者) …… 134
Jarisch-Herxheimer 現象 …… 42
JORRP (juvenile-onset recurrent respiratory papillomatosis)
→ 若年性再発性呼吸器乳頭腫症
kissing ulcer …… 100, 140, 147
koilocytosis …… 108, 143
LAMP 法 …… 97, 101
molluscum body …… 151
molluscum contagiosum virus …… 31
MSM (men who have sex with men)
→ 男性同性愛者
Mycoplasma genitalium …… 153
Neisseria gonorrhoeae …… 31, 66
PCR 法 …… 34, 40, 70, 97, 110
Phthirus pubis …… 31
PID (pelvic inflammatory disease)
→ 骨盤腹膜炎
Prowazek 小体 …… 86
RPR カードテスト …… 41
Sarcoptes scabiei …… 31
serofast reaction …… 40
Shigella species …… 31
Sidler-Huguenin の分類 …… 62
Southern Blot 法 …… 110
SPCM …… 74, 75
STD (Sexually transmitted disease) …… 12, 19
STI (Sexually transmitted infection) …… 12, 16, 19
STI の数字 …… 10
Streptococcus pyogenes …… 152

STS 法 …… 41
ST 合剤 …… 147
T.p. 抗原法 …… 41
TA-clonoing …… 110
Thayer-Martin 培地 …… 66
TMA 法 …… 78
TPHA 法 …… 41
Treponema pallidum (T.p.) …… 31, 38
Trichomonas vaginalis …… 31
Trichomonas vaginalis 原虫 …… 155
Tzanck 試験 …… 33, 95, 100
Ureaplasma urealyticum …… 154
Ureaplasma vaginalis …… 31
VD (Venereal disease) …… 19
Warthin-Starry 染色 …… 41

和文索引

亜急性脳炎 …… 128
悪液質 …… 51
アシクロビル …… 98, 101, 141
アジスロマイシン …… 79
アジスロマイシン耐性 …… 64
圧痛 …… 32
アモキシシリン(AMPC) …… 45, 152
アレルギー …… 32
安息香酸ベンジル …… 150
アンピシリン(ABPC) …… 54
イソスプラ症 …… 128
胃梅毒 …… 39
イベルメクチン …… 150
イミキモド …… 14, 112
陰部外下痔 …… 38
陰部外硬結 …… 38
右上腹部痛 …… 84
ウレアプラズマ …… **154**
液体窒素凍結療法 …… 112, 116
エリスロマイシン …… 86
塩酸ミノサイクリン …… 42
横痃(おうげん, よこね) …… 45
オーラルセックス(oral sex) …… 30, 31, 43, 67, 69, 70, 108, 152
ガーダシル(gardasil) …… 14, 124
外陰部潰瘍 …… 101
外陰部上皮内新生物 …… 119
外陰部痛 …… 100, 101
疥癬 …… 31, 150
角膜穿孔 …… 75
嗄声 …… 57

INDEX 欧文索引 和文索引

化膿性結膜炎 …………………… 75
化膿性細菌感染症 …………… 128
化膿連鎖球菌 ………………… 152
下腹部痛 ………………… 32, 73, 83
カポジ肉腫 ………… 128, 131, 145
ガラス板法 …………………… 41
肝炎 ……………………………… 31
肝癌 …………………………… 156
眼瞼腫脹 ……………………… 86
眼脂 …………………… 75, 76, 86
カンジダ症 …………………… 128
感染症法 ……………………… 14
肝(臓)周囲炎 …………… 78, 83, 84
眼梅毒 ………………………… 40
亀頭包皮炎 ……………… 66, 152
キノロン耐性淋菌 …………… 67
ギムザ染色 ………………… 33, 86
丘疹性梅毒 ………… 39, 48, 49, 50
急性期の皮膚症状(HIV) …… 132
急性尿道炎 …………………… 66
急性腹症 ……………………… 32
巨大尖圭コンジローマ ……… 110
空胞化細胞 …………………… 108
クラミジア咽頭炎 …………… 91
クラミジア感染症 … 20, 21, 59, 78
クラミジア新生児結膜炎 …… 86
クラミジア性子宮頸管炎 … 73, 82
クラミジア精巣上体(副睾丸)炎 … 89
クラミジア尿道炎 …………… 89
クラミジアの混合感染 ……… 67
クラミジア肺炎 ……………… 87
グラム染色 …………………… 33
グラム陰性双球菌 ………… 66, 69
クラリスロマイシン ………… 79
クリプトコッカス症 ………… 128
クリプトコッカス髄膜炎 … 143
クリプトスポリジウム症 … 128
クレーデ法 …………………… 76
クロタミトン ………………… 150
経口セフェム系薬剤 ………… 67
経胎盤感染 …………………… 63
ケジラミ症 ………… 31, 32, 149
血液シンチ …………………… 71
血性帯下 ……………………… 155
結節性梅毒 ………… 39, 59, 60
結膜充血 ……………………… 86
原発性脳リンパ腫 …………… 128
虹彩毛様体炎 ………………… 61
口唇梅毒 ……………………… 65
硬性下疳 ………………… 38, 44, 45

後天性免疫不全症候群(AIDS) …… 126
項部硬直 ……………………… 94
肛門性交 ……………………… 133
高リスク(型)HPV ……… 118, 121
抗レトロウイルス療法 ……… 126
コクシジオイデス症 ………… 128
骨盤内炎症性疾患 …………… 78
骨盤腹膜炎(PID) ………… 67, 78
股部白癬 ……………………… 16
ゴム腫 ………………………… 39
コルポスコピー ……… 110, 122, 155
混合感染 ……………………… 48, 59
コンプライアンス …………… 35
サーヴァリクス(cervarix) …… 124
再活性化 …………………… 92, 94
再感染梅毒 …………………… 48
細菌性赤痢 …………………… 31
サイトメガロウイルス感染症 … 128
再発型(ヘルペス) ……… 94, 103, 104
再発抑制療法 ………… 98, 105, 106
細胞病原性効果(細胞変性効果) 102, 108
サルモネラ菌血症 …………… 128
三叉神経節 …………………… 92
産褥熱 ………………………… 86
産道感染 ………… 66, 76, 108, 133
ジカ熱 ………………………… 14
色素性尖圭コンジローマ … 117, 120
子宮頸癌 …………… 121, 125, 128
子宮頸管炎 ………… 67, 78, 84
子宮頸部上皮内新生物 ……… 123
子宮内膜炎 ………………… 67, 83
脂質抗原法 …………………… 41
視診 …………………………… 31
視神経炎 ……………………… 61
シタフロキサシン …………… 79
湿疹 …………………………… 58
児童性的虐待(CSA) ……… 108
ジフェニルシクロプロペノン … 112
生物学的偽陽性反応 ………… 41
若年性再発性呼吸器乳頭腫症(JORRP)
 ………………………………… 108
羞明感 ………………………… 94
絨毛羊膜炎 …………………… 63
手拳大 ………………………… 71
漿液性頸管帯下 …………… 82, 83
消化管梅毒 …………………… 39
硝酸銀点眼法 ………………… 76
硝子体混濁 …………………… 61
初感染初発型(ヘルペス) … 93, 100, 101
初期硬結 ………………… 38, 43, 44

女性性器クラミジア ………… 82, 83
女性性器ヘルペス ……… 100, 101, 102,
 103, 104, 105
女性尖圭コンジローマ ……… 118
初発型(ヘルペス) …………… 102
淋菌性精巣上体(副睾丸)炎 …… 71
神経障害 ……………………… 94
神経梅毒 ……………………… 40
進行性多巣性白質脳症 ……… 128
進行麻痺 ……………………… 63
新生児 ………………………… 86
迅速HSV抗原検出法 ………… 96
垂直感染 …………… 14, 92, 156
髄膜炎菌 ……………………… 66
髄膜刺激症状 ………………… 94
スクワレン酸ジブチルエステル …… 112
スタンピング法 ……………… 66
頭痛 …………………………… 94
スピロヘータ ………………… 38
スペクチノマイシン ……… 67, 75
スリム病 ……………………… 128
性器クラミジア感染症 ……… 31
性器伝染性軟属腫 ………… 31, 151
性器ヘルペス ……… 21, 31, 92, 98
精巣上体 ……………………… 89
精巣上体炎 ……………… 71, 78
脊髄癆 …………………… 38, 63
赤痢アメーバ(アメーバ赤痢) … 31, 144
接触免疫療法 ………………… 112
セフトリアキソン …… 67, 69, 70, 75
セフメタゾール ……………… 76
セフメノキシム ……………… 75
セフォジジム ………………… 67
前癌病変 ……………………… 122
尖圭コンジローマ … 21, 31, 52, 108, 143
仙骨髄神経節領域 …………… 104
全数届出 ……………………… 19
全数把握疾患 ………………… 38
先天梅毒 …………………… 62, 63
先天梅毒性網脈絡膜萎縮 …… 62
潜伏感染 …………………… 92, 94
潜伏期 ………………………… 31
爪下膿瘍 ……………………… 49
爪甲の脱落 …………………… 50
鼠径リンパ節の腫脹 ………… 101
鼠径リンパ肉芽腫 … 14, 16, 31, 33
第1期梅毒 ………………… 38, 39
第2期梅毒 ………………… 38, 39
第3期梅毒 …………………… 39
第4期梅毒 …………………… 38
帯下(たいげ) ……… 32, 33, 73, 155

帯状疱疹 95, 129, **141**	膿梅毒 63	不妊 84
耐性菌 147	膿疱性梅毒 39, **49**, 51	プロゾーン現象 40
大動脈瘤 38	パーカーインク染色 40	ペニシリン 42, 53, 58, 61
多形紅斑 **58**	肺結核 128	ヘルペスウイルス感染症 92
脱毛 **57**	バイシリン 65	扁平コンジローマ 39, 48, **52**, 57, 59
脱毛巣 **56**	梅毒 12, 20, 21, 31, **38**, 132, 139	母子感染 108
炭酸ガス(CO_2)レーザー 112, 116	梅毒血清反応 41	ポックスウイルス 151
単純ヘルペスウイルス → HSV	梅毒スピロヘータ 33	マイコプラズマ **153**
単純ヘルペスウイルス感染症 128	梅毒性アンギーナ 39, 57	ミノサイクリン 79
男性クラミジア性尿道炎 81	梅毒性乾癬 39, 48, **50**, 53	虫喰い状の脱毛巣 39
男性性器ヘルペス 106, 107	梅毒性骨軟骨炎 63	無症候感染 78
男性尖圭コンジローマ 116	梅毒性爪囲炎 39, 49	無症候性 70
男性同性愛者(MSM) 14,38, 40, 47, 48, 108, 116, 126, 133, 143	梅毒性小炎 39	無症候性排泄(ヘルペスウイルス) 94
膣トリコモナス **155**	梅毒性脱毛 39, **54**	無症状 38
膣トリコモナス症 31	梅毒性粘膜疹 39, **53**	無症状潜伏感染者 30
中心臍窩 142, 151	梅毒性白斑 39	無精子症 89
腸管感染症 31	梅毒性ばら疹 39, **46**	無痛性横痃 38, **45**
重複感染 110	梅毒性ぶどう膜炎 61	メトロニダゾール 144
直腸炎 67	梅毒トレポネーマ 33, 38	免疫再構築症候群(IRIS) 129, 141, 143
抵抗性 110	排尿痛 32, 66, 67, 69, 78, 81	網膜血管炎 61
定点調査 19	排尿排便困難 94	網膜滲出斑 61
点状出血斑 32	肺リンパ過形成 128	網脈絡膜炎 61
伝染性単核球症 31	ハッチンソン歯 62	問診 31
伝染性軟属腫 **142**	パパニコロ染色 33	薬剤耐性 64, 67
臀部ヘルペス 94, 105	バラシクロビル 98, 100, 101, 103, 107	夜盲症 62
ドキシサイクリン 79	ばら疹 **139**	有害事象 115
トキソプラズマ脳症 128	針刺し事故 35, 133	有棘細胞癌(SCC) 110, 120
トスフロキサシン 79	バルトリン腺炎 32, 67	輸入感染症 147
届出 19, 35	斑状梅毒疹 **46**	卵管炎 67, 84
ナイセリア属 66, 74	反復性肺炎 128	卵管采周囲癒着 84
内臓病変(カポジ肉腫) **146**	非結核性抗酸菌症 128	卵管周囲炎 84
軟性下疳 14, 16, 31, 45, **147**	非初感染初発(誘発)型(ヘルペス) 94	卵管性不妊症 78, 84
軟性下疳菌 33, 147	ヒゼンダニ 150	卵管閉塞 84
肉芽腫性炎症 60	ビダラビン軟膏 100, 103	卵管留水腫 84
乳頭状結節 108	ヒト乳頭腫ウイルス → HPV	ランブル鞭毛虫症 31
乳白斑 39, **53**	ヒトパピローマウイルス → HPV	淋菌 33, 66
ニューモシスチス肺炎 128	ヒストプラズマ症 128	淋菌感染症 12, 20, 21, 31, **66**
尿道違和感 91	非ホジキンリンパ腫 128	淋菌性咽頭炎 67, 74
尿道炎 32, 78	眉毛 54	淋菌性結膜炎 **75, 76**
尿道瘙痒感 78, 91	日和見感染症 129, **139, 140, 141, 142, 143, 144**	淋菌性子宮頸管炎 67, 73
尿道分泌物 32	非淋菌性尿道炎(NGU) 31, 66, 78, 89, 153, 154	淋菌性尿道炎 66, 67, **69**, 74, 78, 81
認知症 128	貧血 51	淋菌性包皮膿瘍 70
妊婦 14, 133	封入体 33, 82, 83	淋疾 31, 66
粘膜疹 53	フェノトリン 149, 150	鱗屑性紅斑 **49, 50**
膿性頸管帯下 73	副反応 125	リンパ性間質性肺炎 128
膿性帯下 67	不正(性器)出血 32, 83	淋病 66
膿性分泌物 66, 69, 71	付属器炎 84	レボフロキサシン 70, 79
膿尿 80		連鎖球菌感染症 **152**

STI 性感染症アトラス 改訂第 2 版

2008 年　4 月 4 日　　第 1 版　　　第 1 刷発行
2016 年 10 月 1 日　　改訂第 2 版　第 1 刷発行
2019 年　6 月 7 日　　改訂第 2 版　第 2 刷発行

編　集　　安元慎一郎（やすもとしんいちろう）
　　　　　今福信一（いまふくしんいち）

発行人　　影山博之
編集人　　向井直人
（企画編集）宇喜多具家

発行所　　株式会社 学研メディカル秀潤社
　　　　　〒141-8414 東京都品川区西五反田 2-11-8
発売元　　株式会社 学研プラス
　　　　　〒141-8415 東京都品川区西五反田 2-11-8
印刷・製本　株式会社 廣済堂

この本に関する各種お問い合わせ
【電話の場合】●編集内容については Tel. 03-6431-1211（編集部）Fax. 03-6431-1790
　　　　　　●在庫については Tel. 03-6431-1234（営業部）
　　　　　　●不良品（落丁，乱丁）については Tel. 0570-000577（学研業務センター）
　　　　　　　〒354-0045 埼玉県入間郡三芳町上富 279-1
　　　　　　●上記以外のお問い合わせは Tel. 03-6431-1002（学研お客様センター）
【文書の場合】〒141-8418　東京都品川区西五反田 2-11-8
　　　　　　学研お客様センター「STI 性感染症アトラス 改訂第 2 版」係　までお願いいたします．

©Shin-ichiro Yasumoto, Shinichi Imafuku, 2016 Printed in Japan.
●ショメイ：エスティーアイセイカンセンショウアトラスカイテイダイニハン

本書の無断転載，複製，頒布，公衆送信，翻訳，翻案等を禁じます．
本書に掲載する著作物の複製権・翻訳権・上映権・譲渡権・公衆送信権（送信可能化権を含む）は株式会社 学研メディカル秀潤社が管理します．
本書を代行業者等の第三者に依頼してスキャンやデジタル化することは，たとえ個人や家庭内の利用であっても，著作権法上，認められておりません．
学研メディカル秀潤社の書籍・雑誌についての新刊情報・詳細情報は，下記をご覧ください．
　　https://gakken-mesh.jp/

JCOPY〈出版者著作権管理機構委託出版物〉
本書の無断複写は著作権法上での例外を除き禁じられています．複写される場合は，そのつど事前に，出版者著作権管理機構（電話 03-5244-5088，FAX 03-5244-5089，e-mail: info@jcopy.or.jp）の許諾を得てください．

アートディレクター　柴田真弘（有限会社 アヴァンデザイン研究所）
本文フォーマット　　有限会社 アヴァンデザイン研究所
DTP　　　　　　　　株式会社 真興社
編集協力　　　　　　鳥越暁子

本書に記載されている内容は，出版時の最新情報に基づくとともに，臨床例をもとに正確かつ普遍化すべく，著者，編者，監修者，編集委員ならびに出版社それぞれが最善の努力をしております．しかし，本書の記載内容によりトラブルや損害，不測の事故等が生じた場合，著者，編者，監修者，編集委員ならびに出版社は，その責を負いかねます．また，本書に記載されている医薬品や機器等の使用にあたっては，常に最新の各々の添付文書や取り扱い説明書を参照のうえ，適応や使用方法等をご確認ください．
　　　　　　　　　　　　　　　　　　　　　　　　　　株式会社 学研メディカル秀潤社